FRANKA POTENTE
KARSTEN SCHELLENBERG

Fotos: JIM RAKETE

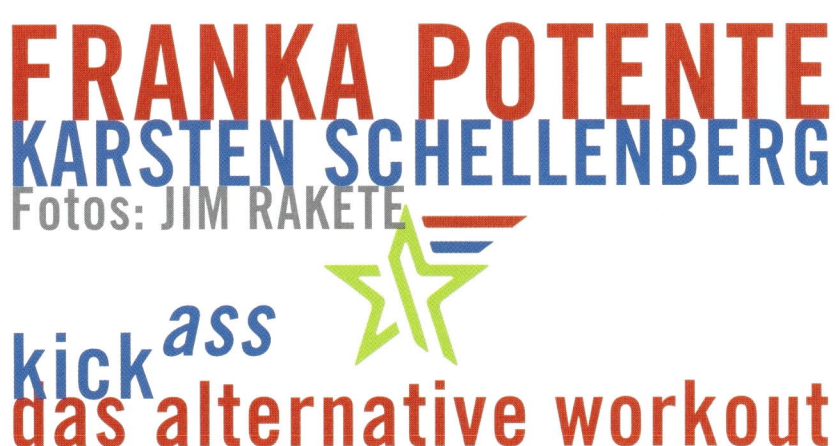

kick *ass*

das alternative workout

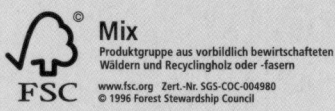

Mix
Produktgruppe aus vorbildlich bewirtschafteten
Wäldern und Recyclingholz oder -fasern
www.fsc.org   Zert.-Nr. SGS-COC-004980
© 1996 Forest Stewardship Council

Verlagsgruppe Random House FSC-DEU-0100
Das für dieses Buch verwendete FSC-zertifizierte
Papier *Profibulk* von Sappi liefert IGEPA

Mit Zeichnungen von Gabor

IMPRESSUM

1. Auflage
© 2009 Wilhelm Goldmann Verlag, München,
in der Verlagsgruppe Random House GmbH

Fotos: Jim Rakete
Layout und Umschlaggestaltung:
MZK - Ulf Meyer zu Küingdorf
Reproduktion: Lorenz & Zeller, Inning a. A.
Druck und Bindung: Polygraf Print, Prešov

Printed in the Slovak Republic
ISBN 978-3-442-39161-5

www.mosaik-goldmann.de

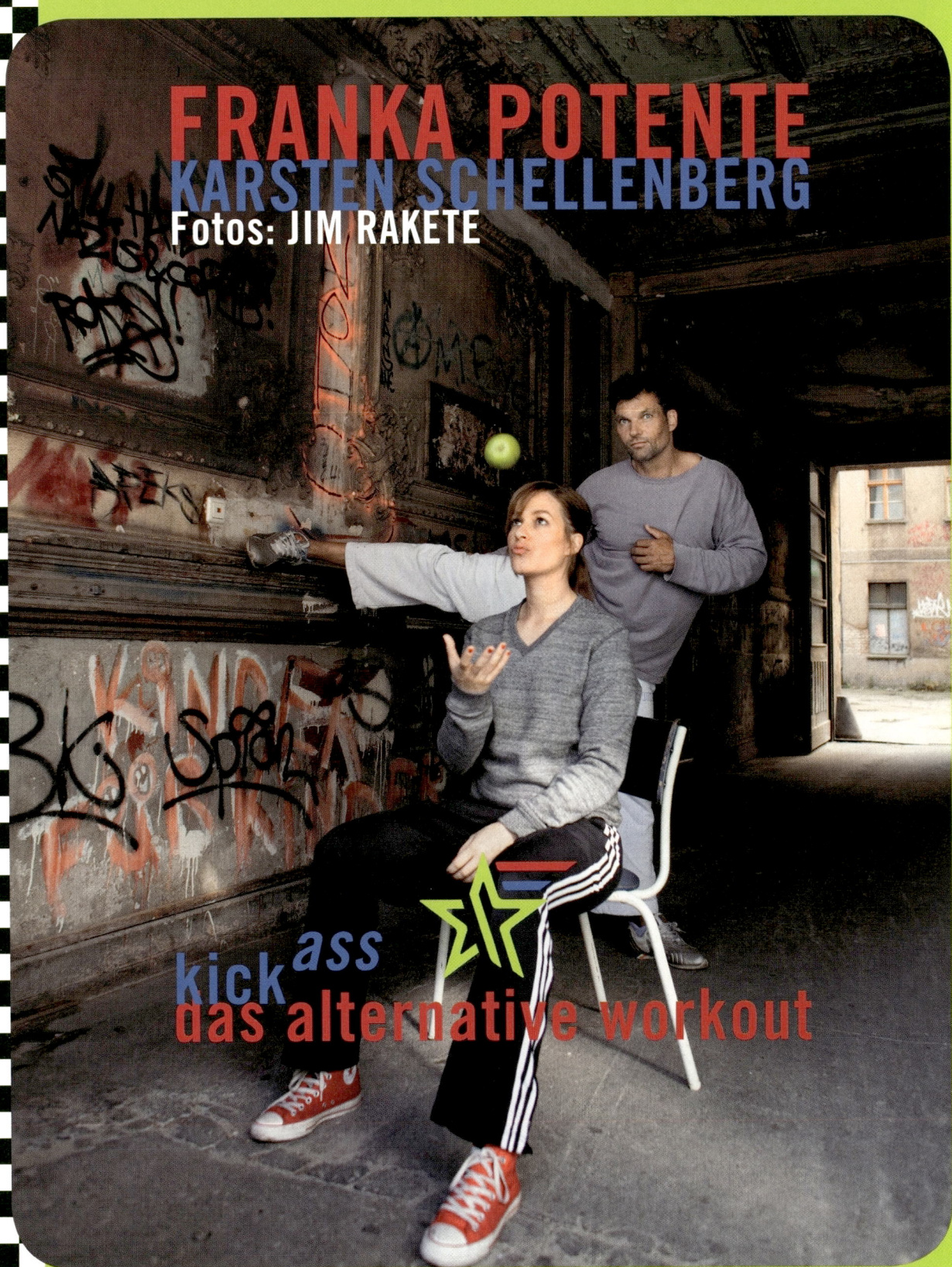

FRANKA POTENTE
KARSTEN SCHELLENBERG
Fotos: JIM RAKETE

kick *ass*
das alternative workout

Mosaik bei
GOLDMANN

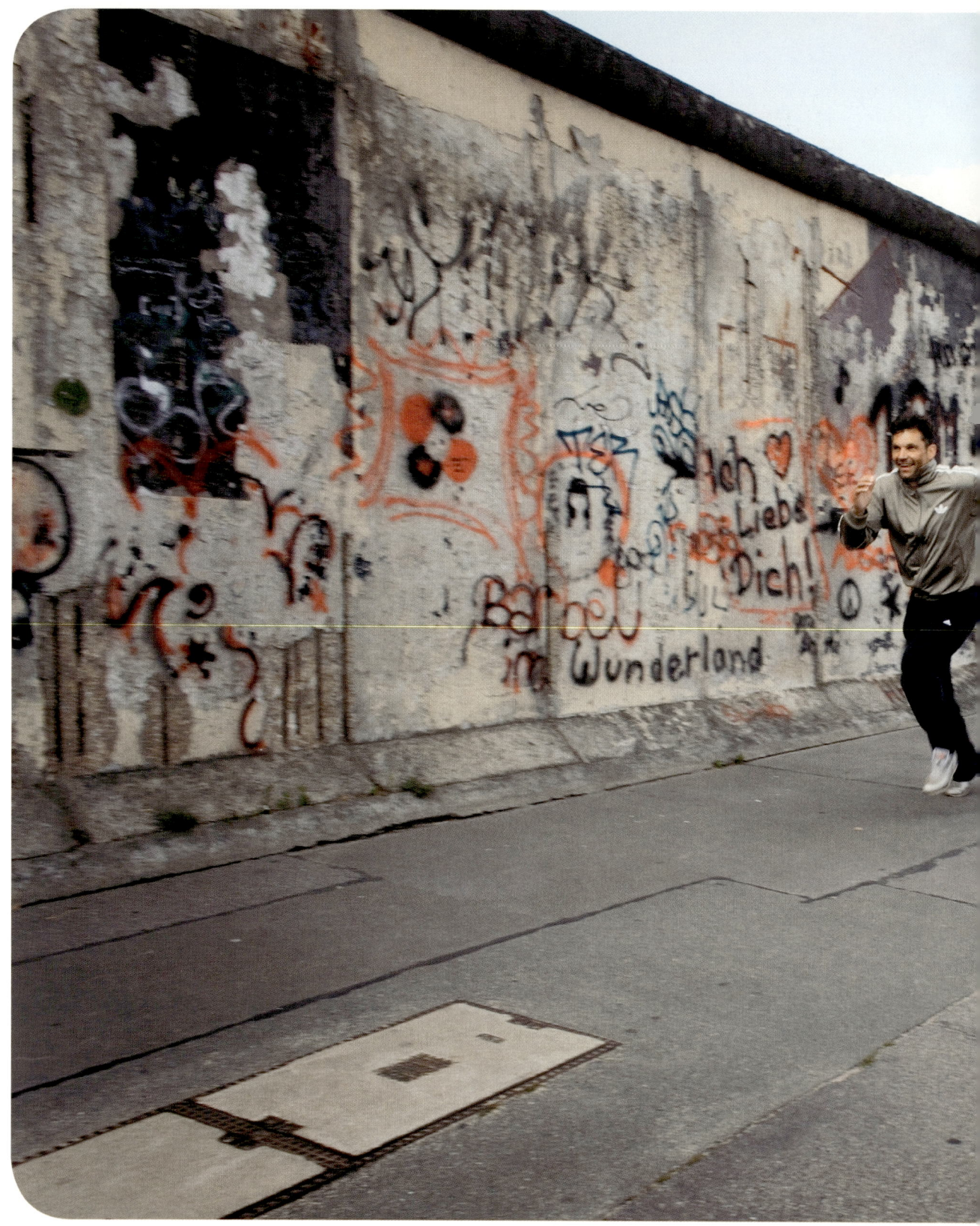

INHALT

VORWORT

Für jeden, der mit diesem Buch anfangen möchte zu trainieren, gilt: Keine Sorge, der Erfolg wird nicht auf sich warten lassen! Die Vorfreude auf den Wohlfühl-Effekt und die Fitness, die sich langsam einstellt, machen süchtig.

Dadurch wird das Training automatisch ein Teil des Alltags. Alltag bedeutet Regelmäßigkeit, und die wiederum ist ein Garant für den Erfolg.

KARSTEN
PS: Ich weiß, dass es klappt. Kick Ass!

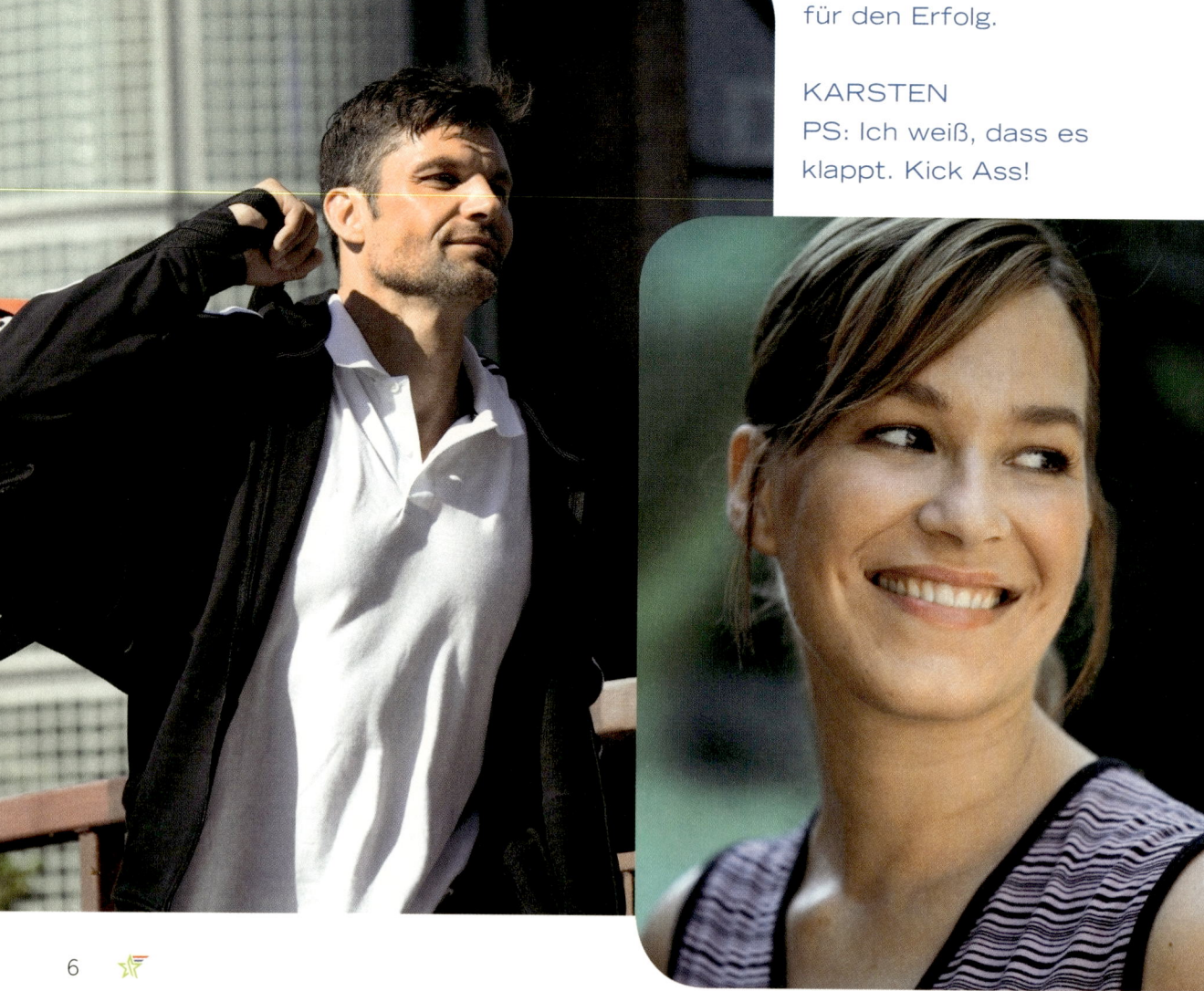

Als ich Karsten kennen lernte, gehörte ihm eine Muckibude in Berlin Neukölln. Ich selbst musste mich für Teil II der Hollywood-Kinoproduktion »The Bourne Trilogy« in shape bringen. Karsten hatte riesige Muskeln, redete von Disziplin und davon, dass ich mich auf ein hartes Training gefasst machen müsse. Ich war müde und dachte: »Typischer Bodybuilder«.

Schon während unserer ersten gemeinsamen Trainingseinheiten stellte sich heraus, dass Karsten mehr war als »nur so ein Bodybuilder«. Er bemerkte sofort meine kleinen Tricks, die ich probierte, um es mir beim Trainieren leichter zu machen, und reagierte mit sanfter, aber bestimmter Strenge. Trotzdem hatte er Humor, und was ihn mir sofort sympathisch machte: Er berlinert, was das Zeug hält!

Karsten kannte sich aus mit Ernährung, Stoffwechsel, Muskelgruppen und hatte all das Fachwissen, das mir fehlte. Außerdem wollte er gerne mehr über das Filmemachen und meinen Job erfahren. So begann unsere Freundschaft.

Unser Buch ist aus dem gemeinsamen Training heraus entstanden, das Karsten und mich seit fünf Jahren verbindet. Und vielleicht, weil ich beim Training immer versuche, Karsten abzulenken und in Gespräche zu verwickeln. So trainieren wir einerseits und reden andererseits über die Übungen: was am effizientesten ist, was nicht funktioniert. Und über Diäten, Ernährung und was man alles falsch machen kann.

Irgendwann gab es dann so viele Themen, die uns gemeinsam Spaß machten, Erfahrungen und »Erkenntnisse«, die aus unserer sportlichen Freundschaft entstanden sind, dass wir einfach Lust hatten, alles mal zusammenzutragen und gemeinsam dieses Projekt zu machen: Leuten unsere Sichtweisen anzubieten, und zwar ganz pragmatisch und aus der Praxis heraus.

Ohne alles zu verbieten, sondern nah am Alltag von jemandem, der arbeitet, wenig Zeit und Lust zum Sport hat, vielleicht Kinder hat, gerne mal über die Stränge schlägt, auf der Topgesundheitsskala von 1 bis 10 eher eine 5 bis 7 ist und trotzdem Lust hat, sich ein bisschen zu verändern – mit Spaß an der Sache.

Also – voilà! Hier sind unsere persönlichen Anregungen und Vorschläge dazu!

Viel Spaß und Erfolg!
FRANKA

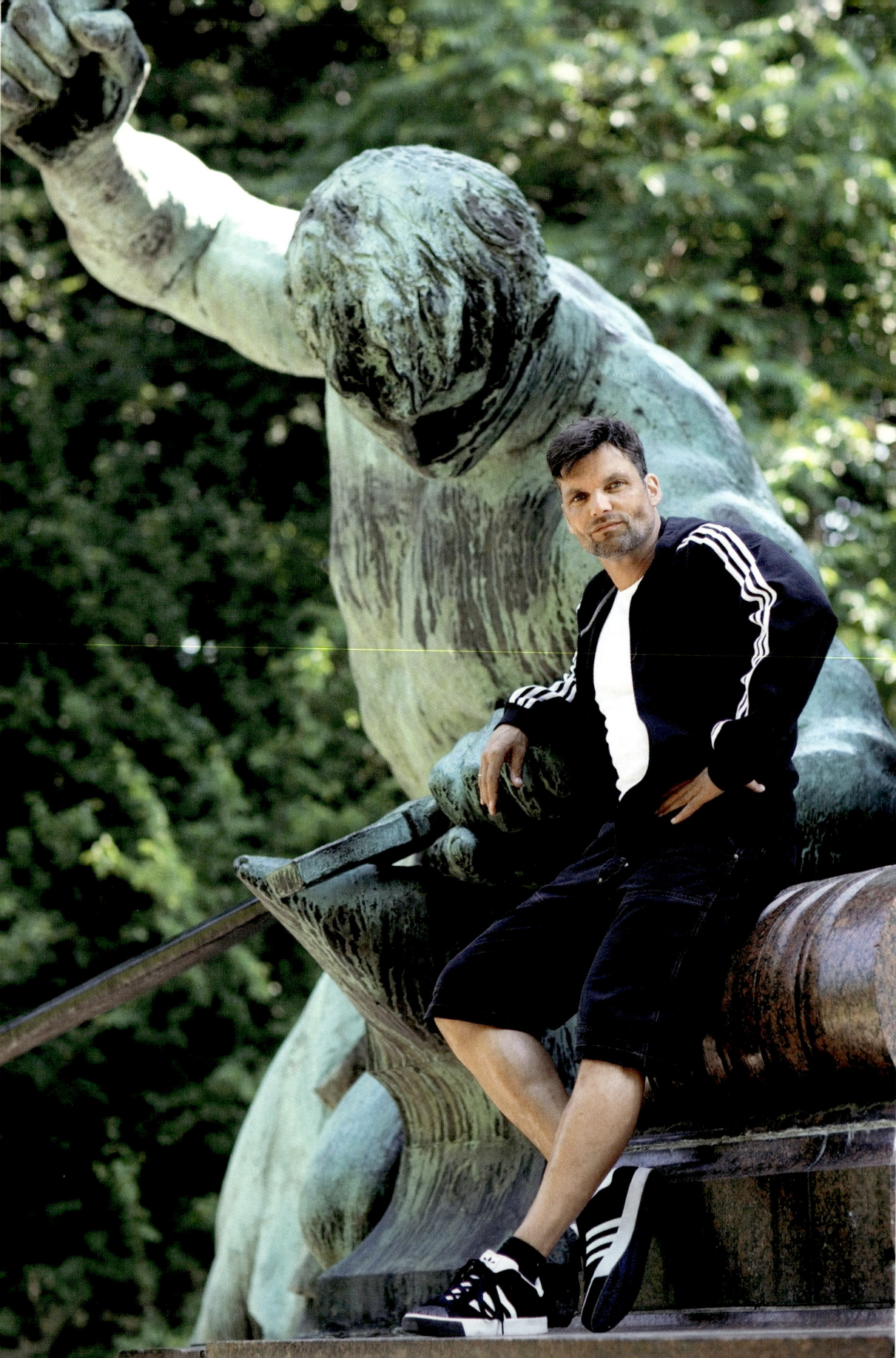

BETRIEBSANLEITUNG

KARSTEN: Im 21. Jahrhundert kann man das Fitnesstraining nicht neu erfinden. Aus meiner langjährigen Arbeit als Personaltrainer und einem Leben mit dem Sport ist aber ein reichhaltiger Erfahrungsschatz entstanden, der allen Anfängern, Wiedereinsteigern und den Keine-Lust-auf-Sportlern einen guten Grund zum regelmäßigen Training gibt.

Fitness auf dem Sofa. Gemütlich fernsehen und ganz easy fit und schlank werden – klingt super, oder? Trainieren und die Lieblingsshow anschauen, dreimal in der Woche, das reicht um fit zu werden und super auszusehen? Jetzt fehlen nur noch der »Schlussmitschlapptrainingsplan« und die »Fettwegwunderdiät«, dann geht alles wie von selbst.

Eben nicht, werden jetzt viele denken, die das mit dem Abnehmen und Nebenbei-fit-Werden schon einige Male hinter sich haben.

So einfach geht es leider wirklich nicht. Aber warum eigentlich leider? Fit werden und gesund essen darf keine Nebensache sein, sondern muss ein Hobby, eine Leidenschaft sein. Ein Modellbauer schaut auch nicht während seiner Bastelstunden auf den Fernseher, und wenn die Reiterin an der Longe ihre Runden dreht, liest sie garantiert keine Zeitung.

Wenn man den Entschluss fasst, sich wirklich zu verändern, dann glaubt man nicht wirklich an die millionenfach gezeigten Couch-Workouts dieser Welt. Jeder weiß, dass man sich bewegen muss – nur wie, das wissen die wenigsten.

Das Kick-Ass-Prinzip

Wichtig ist Regelmäßigkeit bei den Übungen, die sorgfältig mit der richtigen Technik und mit Konzentration auf den eigenen Körper ausgeführt werden sollen. Und dazu eine einfache, gesunde Ernährung, die einen nicht geißelt und auch langfristig in das normale Leben integriert werden kann. Das alles kombiniert mit kurzen Entspannungsphasen, dann purzeln die Pfunde wie von selbst.

Unser Buch ist alltagstauglich und benutzbar, es handelt sich um einen Gebrauchsgegenstand! Die Übungen kann man wirklich überall machen, weil wir sie überall gemacht haben. Und wer Lust hat, der kombiniert aus den einzelnen Übungen seinen eigenen Trainingsplan. Wer starkes Übergewicht oder medizinische Probleme hat, sollte allerdings vor dem Start einen Arzt konsultieren.

Ready when you are!

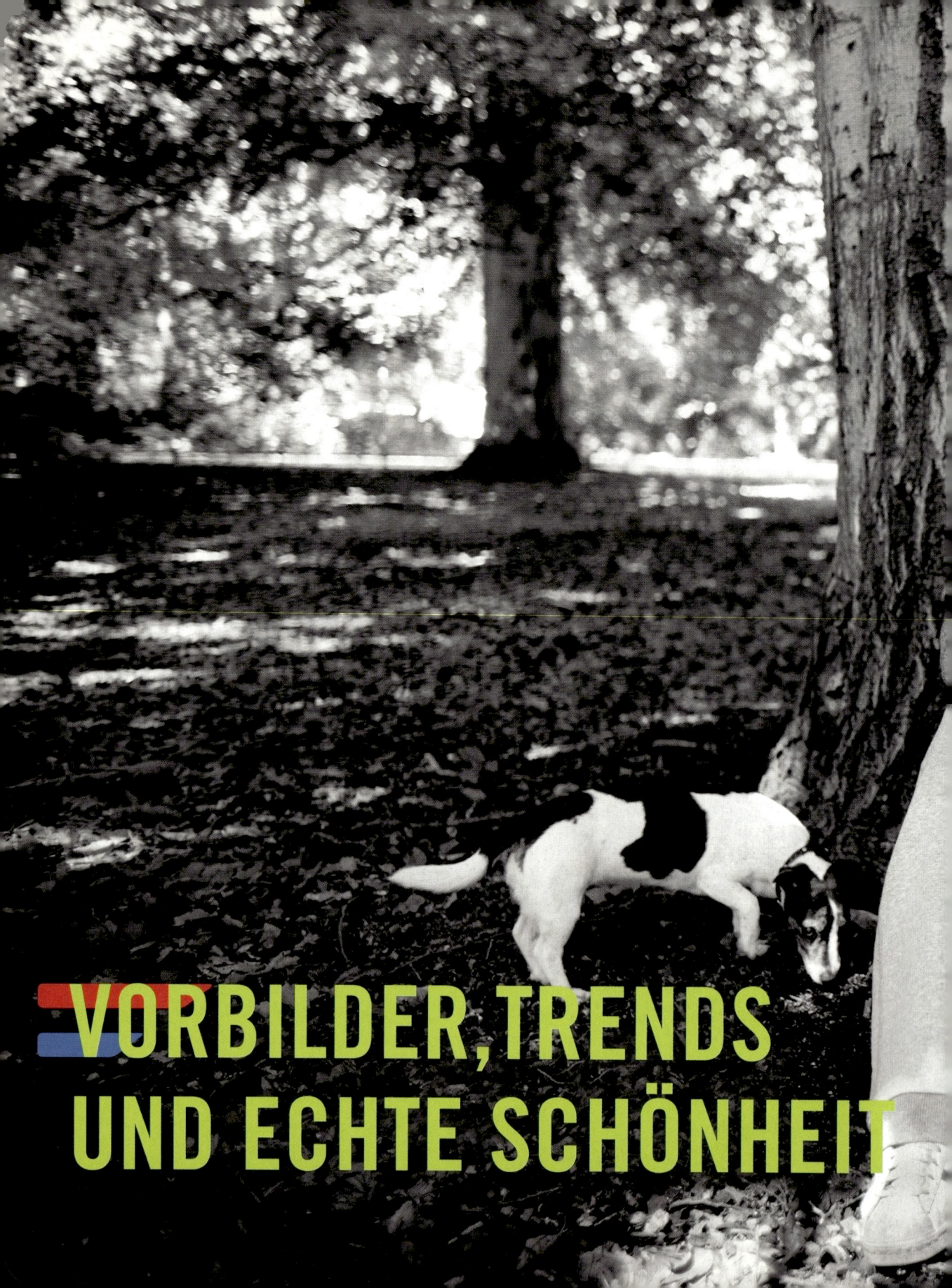

VORBILDER, TRENDS
UND ECHTE SCHÖNHEIT

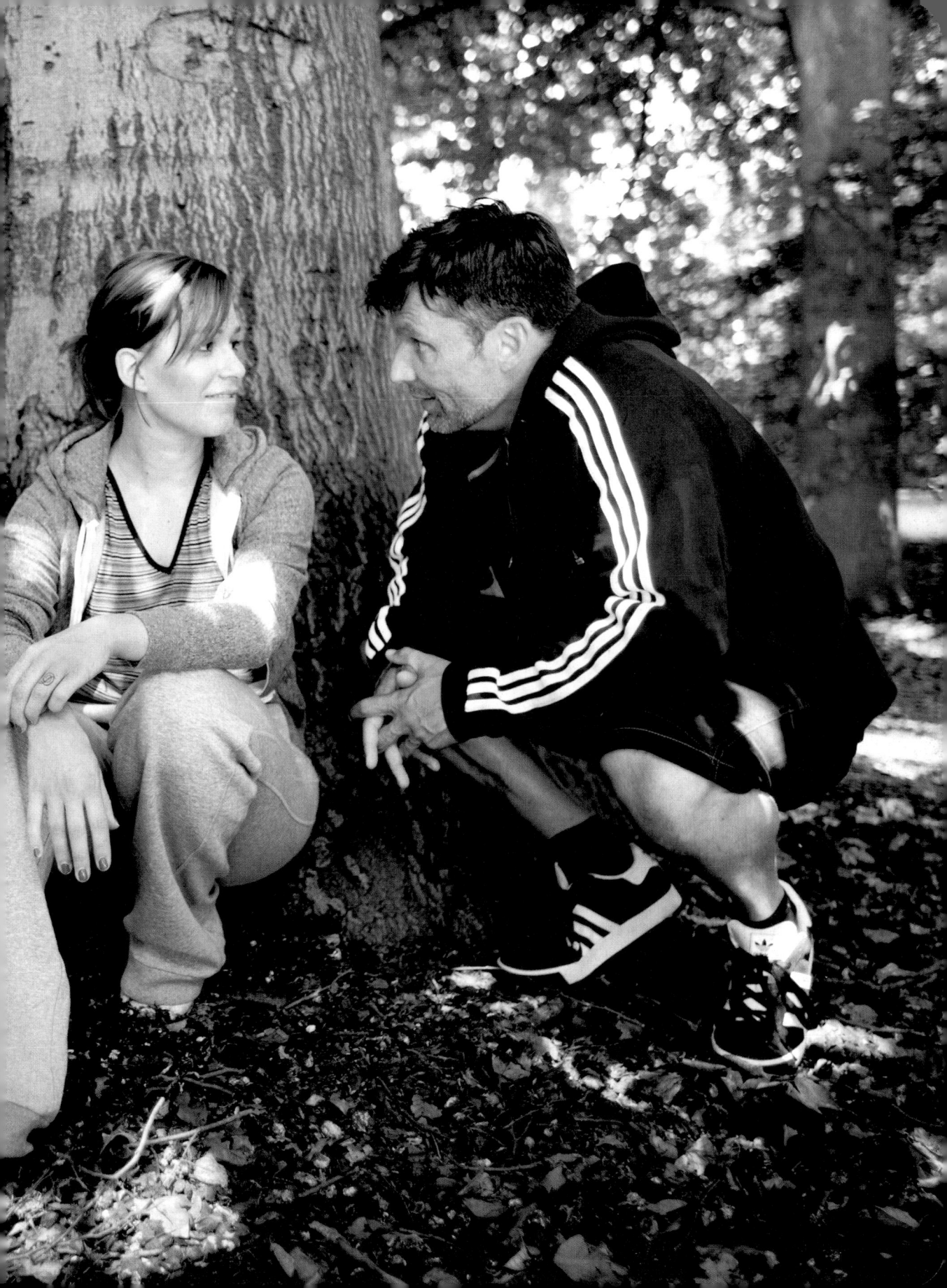

SELBSTEINSCHÄTZUNG – WER HAT GESAGT, DASS ICH DICK BIN?

KARSTEN: Mit der neusten Modezeitung in der Handtasche zum nächsten Star Coiffeur und schnell die Frisur aus dem letzten Madonna-Video auf den Kopf gezaubert. Oder in der Couture Boutique in ein T-Shirt gequält. Super, das hat doch letztens der Brad auf einer Party getragen!

Wenn man bedingungslos den aktuellen Modetrends folgt, dann kann das durchaus peinliche Folgen haben. Komischerweise sieht man mit einer Madonna-Frisur nicht automatisch um einiges erotischer aus. Überraschung!? Auch T-Shirts aus einer Star-Kollektion sind eher peinlich, wenn sie sich hauteng um die Körpermitte spannen.

Zum Glück hat das Nacheifern der Modetrends im schlimmsten Fall nur peinliche Folgen. Ganz anders und überhaupt nicht lustig ist es, wenn es um Schönheitsideale geht: Operationen, die aus Menschen Monster machen, und ständig neu erfundene Hungerkuren.

Wenn Brustvergrößerungen nach der aktuellen Bikini-Mode entstehen und der Bauchspeck regelmäßig im Frühjahr abgesaugt wird, dann verliert man irgendwann seine individuelle Schönheit. Denn der kurzfristige Erfolg, den das sofort sichtbare Ergebnis bringt, wie zum Beispiel die straffe Gesichtshaut oder der flache Bauch, wird zum Problem, sobald der Bauch wieder wächst und die Spuren der Operation sichtbar werden. Langfristig leidet die Haut unter den ständigen Eingriffen, und man merkt, dass auch das dritte Fettabsaugen nichts mehr bringt, weil man sich nicht bewegt und immer wieder dazu neigt, zu viel zu essen.

Unzufriedenheit mit dem eigenen Körper kann ein guter Grund sein, mit dem Sport zu beginnen. Wenn durch die regelmäßige Bewegung ein neues Lebensgefühl entsteht, dann sieht man auch wieder entspannter in den Spiegel. Mit einem Augenzwinkern ist die Traumfigur aus eigener Kraft erreicht, und das Spiegelbild zaubert ein Lächeln aufs Gesicht.

Aus Hungerzombies werden wieder individuelle Schönheiten.

Wer hat gesagt,
dass ich zu dick bin?

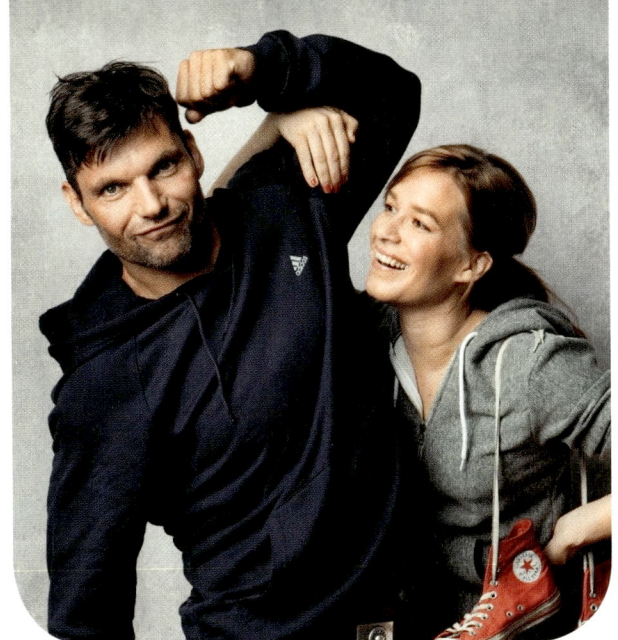

WORKOUT GONE WRONG

FRANKA: Erst letzte Woche wurde ich im Gym durch ein lautes, gepresstes Stöhnen und schmerzhaftes Jaulen aufgeschreckt.

Ein älterer Herr mit rotem, fast lila angelaufenem Kopf stemmte offensichtlich viel zu schwere Gewichte. Man musste sich fast Sorgen machen. Nicht nur wegen der falschen Einschätzung seiner Kraft, sondern auch, weil er völlig verkrampft mit hochgezogenen Schultern dasaß und sofort klar war, dass er in den nächsten zwei Tagen mit Muskelzerrungen zu kämpfen haben würde.

Ich selbst habe ständig Probleme mit meiner Nackenmuskulatur. Bei jeder Bauchübung (Crunches, Sit-ups) muss ich aufpassen, nicht zu sehr an meinem Nacken herumzureißen. Auch

beim Kickboxen habe ich mir bereits mehrfach den Rücken gezerrt, weil ich mich nicht richtig aufgewärmt hatte.

Folgende Lektion habe ich dabei schmerzhaft gelernt: Man tut sich keinen Gefallen, wenn man die Übungen gehetzt, ungenau oder halbherzig ausführt. Oft ist es sogar absolut wichtig, die Übungen besonders langsam zu machen, weil genau das die Herausforderung für die Muskulatur darstellt. Führt man die Übung stattdessen zu schnell aus, mit Schwung statt Muskelkraft, hat das fast keinen Trainingseffekt. Wenn man also trainiert, sollte man eben auch nur genau das tun: sich auf die Übungen konzentrieren und diese wirklich genau ausführen. Sich Zeit dafür nehmen zu fühlen, wie der Körper reagiert, und ständig die eigene Haltung und korrekte Durchführung überprüfen.

Außerdem sollte man zwischen den Übungen auch mal kurz verschnaufen und ein Glas Wasser trinken. Am besten dabei langsam auf und ab gehen. Aber bloß nicht hinsetzen und erst mal eine rauchen!

Man entwickelt mit der Zeit auch ein Gespür für seinen Körper. Wenn man plötzlich starke Schmerzen an Stellen verspürt, wo sich keine Muskeln befinden: Aufhören! Stopp! Dann stimmt etwas nicht, die Haltung ist falsch, die Übung wird nicht richtig ausgeführt.

Wer vor einem Spiegel trainieren kann, sollte das tun. So kann man sich besser beobachten und Haltungsfehler korrigieren.

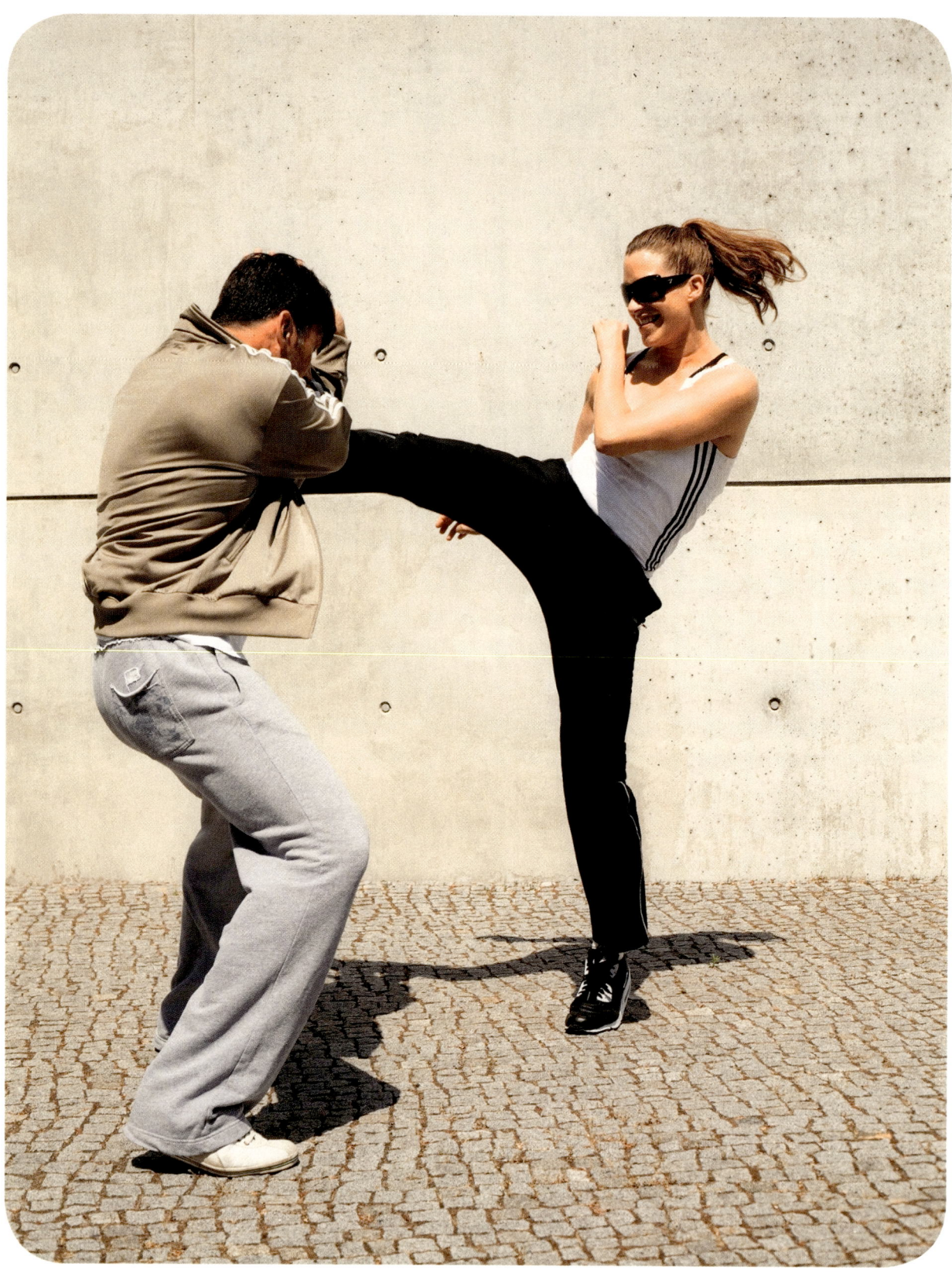

MOTIVATION

KARSTEN: Unzählige Bücher und diverse Bewegungsanimateure suggerieren uns, dass jeder durch softe Körperbespaßung ratzfatz einen attraktiven Körper bekommen kann.

Ich denke: Egal, warum man sich verändern will – nur der Handschlag mit sich selber kann das Erreichen der erwünschten Ziele besiegeln.

Meiner Meinung nach ist der Kauf dieses Buches der erste Schritt zum Trainingsbeginn. Und wenn wir alles richtig gemacht haben, dann macht das Training auch noch Spaß. Denn dass es funktioniert, wissen wir.

Der beste Motivator ist der Erfolg, und so entsteht ein Kreislauf ...

FRANKA: Sich etwas vorzunehmen ist das eine, es dann auch zu tun das andere. Klar. Das gilt für fast alles im Alltag oder im Job. Das kleine, entscheidende Etwas dazwischen ist Motivation.

Wir finden immer Gründe, die uns abhalten – »Keine Zeit«, »Zu gestresst«, »Lohnt sich nicht«, »Ich fange an, wenn ich zuerst dies oder das gemacht habe« sind sehr beliebt und allesamt faule Ausreden! Wer motiviert ist, wird immer Zeit finden, zu tun was er sich vorgenommen hat.

Das sagt sich so leicht. Ich selbst habe ständig 10 000 Gründe, mich um unangenehme, nervige Kleinigkeiten oder Tätigkeiten herumzudrücken. Vor allem was Sport angeht, bin ich manchmal Weltmeister im Ausredenfinden.

Wenn ich gerade mitten in Dreharbeiten stecke, habe ich nach einem 14-Stunden-Arbeitstag natürlich keine Lust mehr, noch für eine Stunde ins Gym zu gehen und mich von Karsten quälen zu lassen. Außerdem habe ich dann immer das Gefühl, ich habe ja schon »so viel getan heute«!

Im Grunde ist das bestimmt nicht falsch, dennoch habe ich bei Diskussionen mit dem Regisseur, beim Textlernen im Wohnwagen oder am Set selbst eher meine grauen Zellen benutzt und mitnichten meine Bauch-, Po- oder Beinmuskeln strapaziert. Natürlich verbrennt Konzentration auch Energie.

Trotzdem: ein anstrengender Arbeitstag ersetzt leider, leider kein Workout!

Wie motiviert man sich also? Bei mir funktioniert es so:

Zuallererst gewöhne ich mein Hirnchen mal daran, dass ich einen neuen Plan für uns habe. Ich sage mir mehrmals am Tag: »Ich werde mehr Sport machen, ich will richtig fit werden!« WOLLEN ist schon mal wichtig. Nach einiger Zeit merke ich dann, wie mir der Gedanke richtig gefällt. Ich freunde mich sozusagen mit dem Gedanken an, Anstrengungen auf mich zu nehmen.

Dann erzähle ich beiläufig meinen Freunden davon: »Ich habe mir in den nächsten Wochen vorgenommen, mehr Sport zu machen, mich zu bewegen. Lass uns doch das nächste Mal spazieren gehen, wenn wir uns treffen!« Damit bringe ich mich selbst ein bisschen in Zugzwang und sensibilisiere mein Umfeld für mein Vorhaben.

Ich bin oft überrascht, wie begeistert Freunde reagieren. Viele erzählen dann, dass sie auch schon lange vorhaben, mehr Sport oder Diät zu machen, und fühlen sich allein durch mein Vorhaben motiviert. Was wiederum mich motiviert. Also ein gar nicht so schlechtes Prinzip. Dann überlege ich mir Ziele, die ich erreichen kann, eventuell an eine Deadline geknüpft, zum Beispiel: »In vier Wochen beim Grimmepreis will ich in mein schwarzes Kleid passen, bei dem jetzt der Reißverschluss nicht zugeht.« Oder: »Wenn ich in sechs Wochen in den

Urlaub fahre, soll die Speckrolle am Bauch weg sein, und zur Belohnung kaufe ich mir einen Bikini für den Strand, Größe 38.«

Diese Ziele sollten aber machbar sein, sonst arten sie nur in Stress aus! Whatever works for you!

Nicht vergessen: Was man sich über ein Jahr hinweg angefuttert hat, kann nie und nimmer in zwei Wochen wegtrainiert werden!

Manchmal hilft es auch, sich Bestätigung bei einer Freundin zu holen: »Sag mal, glaubst du, ich schaffe es, bis zum Sommer zwei Jeansgrößen wegzutrainieren? Hast du nicht Lust mitzumachen?« Der richtige Trainingspartner kann Motivationswunder bewirken! Allerdings sollte man sich nicht die größte Schlaftablette im Bekanntenkreis aussuchen. Lieber jemanden, der etwas trainierter und motivierter ist als man selber!

Es tut auch nicht weh, sich ein bisschen in eine Art Wettbewerb hineinzusteigern. Das spornt an! Als ich mich zum Beispiel für »The Bourne Identity« täglich im Fitnessstudio quälte und dann erfuhr, dass es dem armen Matt Damon genauso ging, dass es auch ihm schwerfiel, täglich Hanteln zu stemmen, fiel mir das Training irgendwie leichter. Matts Disziplin spornte mich sogar an. Als wir schließlich unsere leicht bekleidete Liebesszene zusammen spielten, die maßgeblicher Grund für unser hartes Training war, konnten wir uns gegenseitig bestätigen, dass sich die Ackerei gelohnt hatte.

Geteiltes Leid ist halbes Leid, Freunde!

Aber zurück zur Motivation! Bevor es mit dem Training losgeht, kann man sich zum Beispiel noch mit guten Sportklamotten eindecken oder aus dem Kleiderschrank Sachen zusammensuchen, die ein gutes Trainingsoutfit abgeben. Leggins, Boxershorts, Tennisröckchen, alte Wollstulpen à la Sidney Rome ...

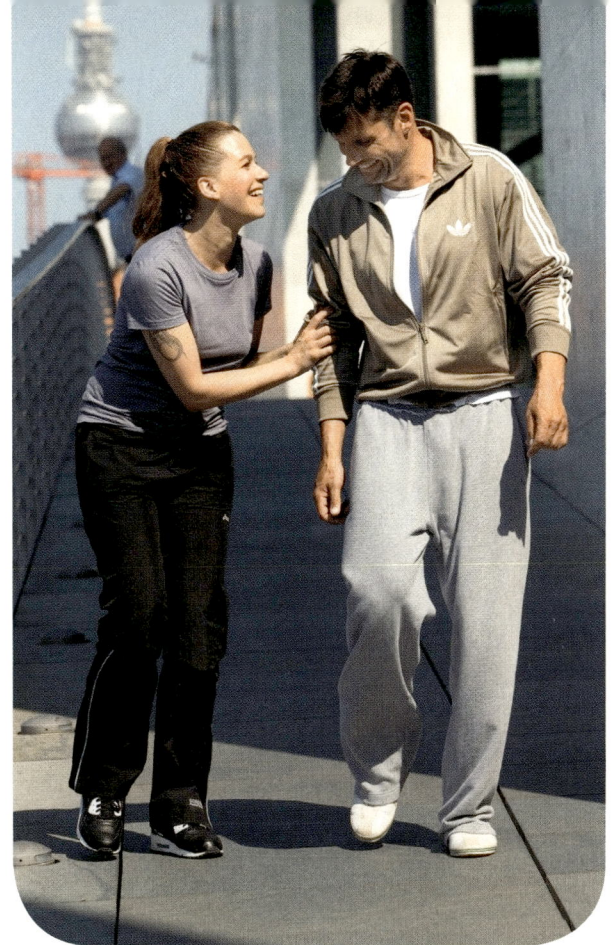

Musik ist auch ein echter Motivator. Also überlegen: Zu welcher Musik trainiere ich? Was bringt mich in Schwung?

Und, last but not least: Was hält mich noch davon ab, jetzt sofort loszulegen? Nichts, oder?

Man kann ruhig ein bisschen streng mit sich sein. Da helfen zur Not Oma-Sprüche (»Von nix kommt nix« usw.) oder jegliche Art von Modelfotos, an den Spiegel oder Kühlschrank geklebt, Turnschuhe aufs Sofa platziert – als Reminder – oder selbst aufgestellte Regeln über das Bett gehängt: »Guten Morgen! Jetzt 15 Minuten Training – dann gibt's Kaffee!« Klingt vielleicht albern, es lohnt sich aber trotzdem, es mal auszuprobieren.

Dann gar nicht nachdenken, sondern: Turnschuhe an, Musik aufdrehen und los geht's! Ich bin dann selbst überrascht, wie fix ich wach bin und die Wangen glühen!

Also, auf der Prioritätenliste steht von nun an ganz oben: trainieren! Und eine halbe Stunde täglich geht nun wirklich fast immer.

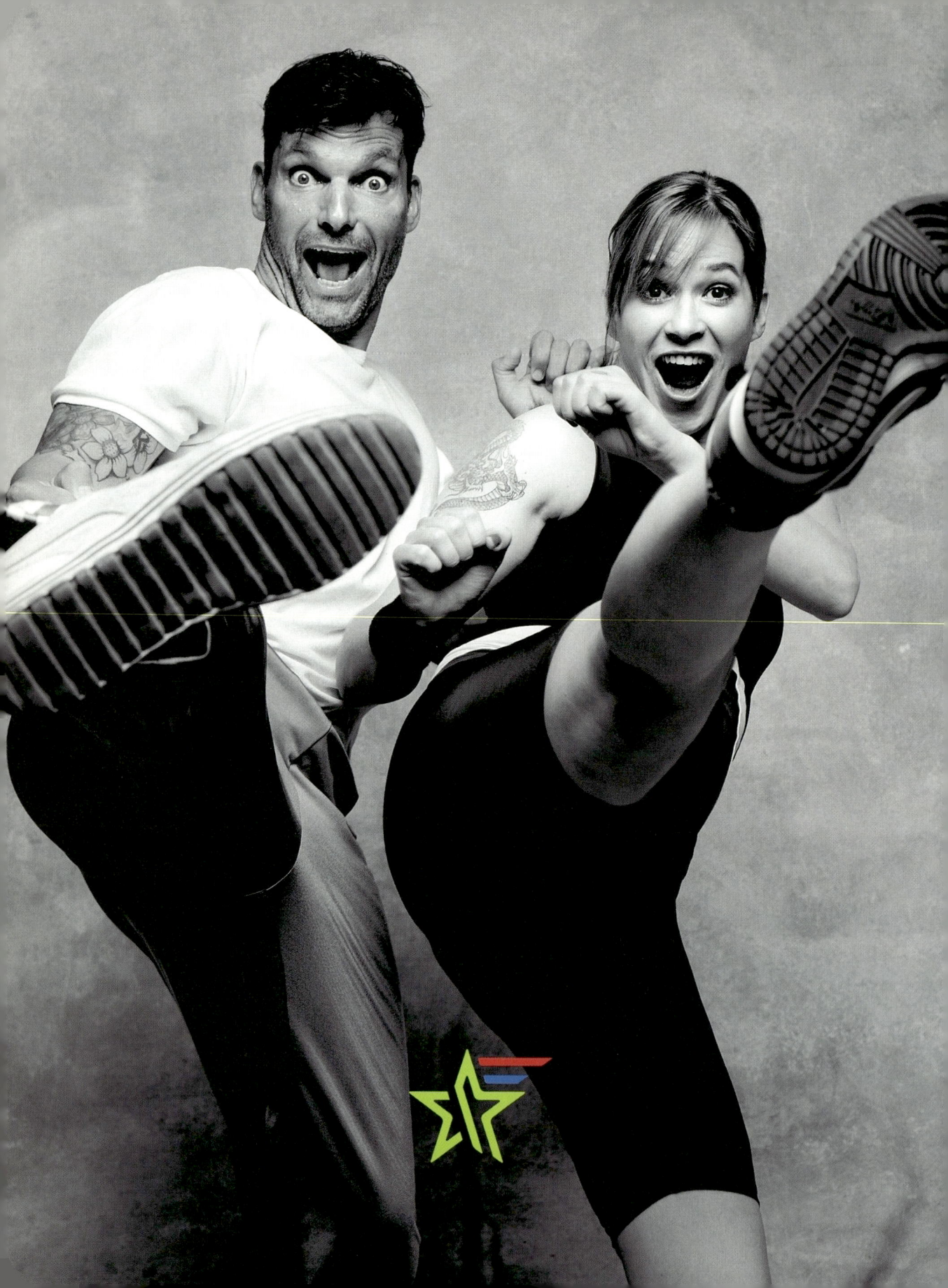

GETTING STARTED — GANZ EINFACH

KARSTEN: Das Workout sollte sich geschmeidig in den jeweils aktuellen Tages-ablauf einfügen. Der eine mag es vor dem Zähneputzen oder im Park während der Mittagspause. Die andere spätabends vor einem Date oder im Büro nach der Arbeit.

Die Übungen sind leicht verständlich und sollten genau nachgeturnt werden. Wir verzichten bewusst auf Wiederholungs-Vorgaben – zählen lenkt ab und bremst den Trainingserfolg. Jeder, der bei einer Übung bis zehn zählt, schafft locker noch einmal zehn Wiederholungen, wenn er seinen Schweine-hund während des Trainings Gassi schickt.

Mit Franka trainiere ich viele Übungen bis der Arsch brennt, aber davon wird sie selber noch berichten … Also, der Bewegungsablauf einer Übung kann solange wiederholt werden, bis man die Muskulatur spürt.

Die Übungen selber können je nach Leistungs-stand bis zu dreimal wiederholt werden.

Wenn zwischen den einzelnen Übungen gewechselt wird, sollte das ohne eine Pause geschehen, nur dann entsteht die gewünschte Trainings-Dynamik.

An jedem neuen Trainingstag beginnt man mit einer anderen Übung, so dass eine Rotation entsteht. Dadurch wird der Körper immer neuen Reizen ausgesetzt. Wem das nicht reicht, oder wer runde Sachen mag, der findet im Hardcore Circle eine Herausforderung für Leib und Seele, die wirklich rockt. Vorsicht, ein Zirkeltraining, das auch No-sports zum Auspowern verführt!

Wer sich das Buch gekauft hat,
will sich verändern – also los!

*Für alle die ihre Leistungsgrenzen erst kennenlernen wollen, kommt hier
eine »Erste Hilfe«:*
- Macht in den ersten Wochen max. 12-15 Wiederholungen bei den Übungen.
- In den nächsten 2 Wochen 20 Wiederholungen.
- Und dann geht's los … Kick Ass

THE GOOD NEWS IS:
ES KANN GLEICH LOSGEHEN!

FRANKA: Karsten hat sich fieserweise ein Workout ausgedacht, zu dem man »nichts Besonderes« braucht. Nur einen Stapel Handtücher, einen Stuhl und eine Türklinke oder Ähnliches. Ausreden gibt`s also nicht!

Einfach bequeme Sachen anziehen, wenn möglich »sportliches Schuhwerk« oder barfuß, frische Luft reinlassen und los geht's! Unser Workout kann man ÜBERALL machen! Wer also so weit gegangen ist, dieses Buch zu kaufen, der sollte sich spätestens JETZT die Turnschuhe zuschnüren!

Alles in diesem Buch sind Vorschläge, keine Gesetze, keine Zeigefingerregeln. Jeder muss sein eigenes Maß, sein eigenes Tempo und seine eigene Disziplin finden.

Meine Motivation war mein eigener Frust. Seit »Lola rennt« kenne ich die körperlichen Herausforderungen meines Jobs. Das heißt nicht, dass ich in jedem Film zig Kilometer am Tag sprinten muss. Aber trotzdem ist eine gewisse Fitness erforderlich, um 14-Stunden-Drehtage durchzuhalten, in bestimmten Kostümen einigermaßen toll auszusehen oder um sich einfach selbst »kameratauglich« zu fühlen.

Bis ich 2004 Karsten traf, fehlte mir immer eine gewisse Beständigkeit, was das Thema Sport und Fitness anbetraf. Ich war Mitglied in zig Fitnessstudios, auf die ich schnell keine Lust mehr hatte, spielte eine Saison lang Tennis, ging hin und wieder fechten, versuchte mich in Jiu Jitsu, Reiten oder sogar Ballett. Nichts interessierte mich wirklich lange, alles wurde irgendwann zu beschwerlich, ich entwickelte nie Disziplin oder Ausdauer.

Wenn ich dann für mehrere Wochen oder Monate zum Dreh in Hotels ging, gab ich das Thema Sport meist ganz auf, kämpfte mich irgendwie durch die Arbeit und verbrachte die restliche Zeit meistens schlapp auf der Couch. Heute weiß ich, dass schlapp rumliegen keine »Regeneration« ist und mentale Anstrengung kein Workout ersetzt. Ich weiß, dass »sich gut fühlen« und auch nach langer Arbeit noch fit sein ganz viel mit Ernährung zu tun hat, und dass ich mich nach einem Workout IMMER besser und wacher fühle als vorher, selbst wenn ich todmüde und abgekämpft war.

Das motiviert mich.
Los geht's!

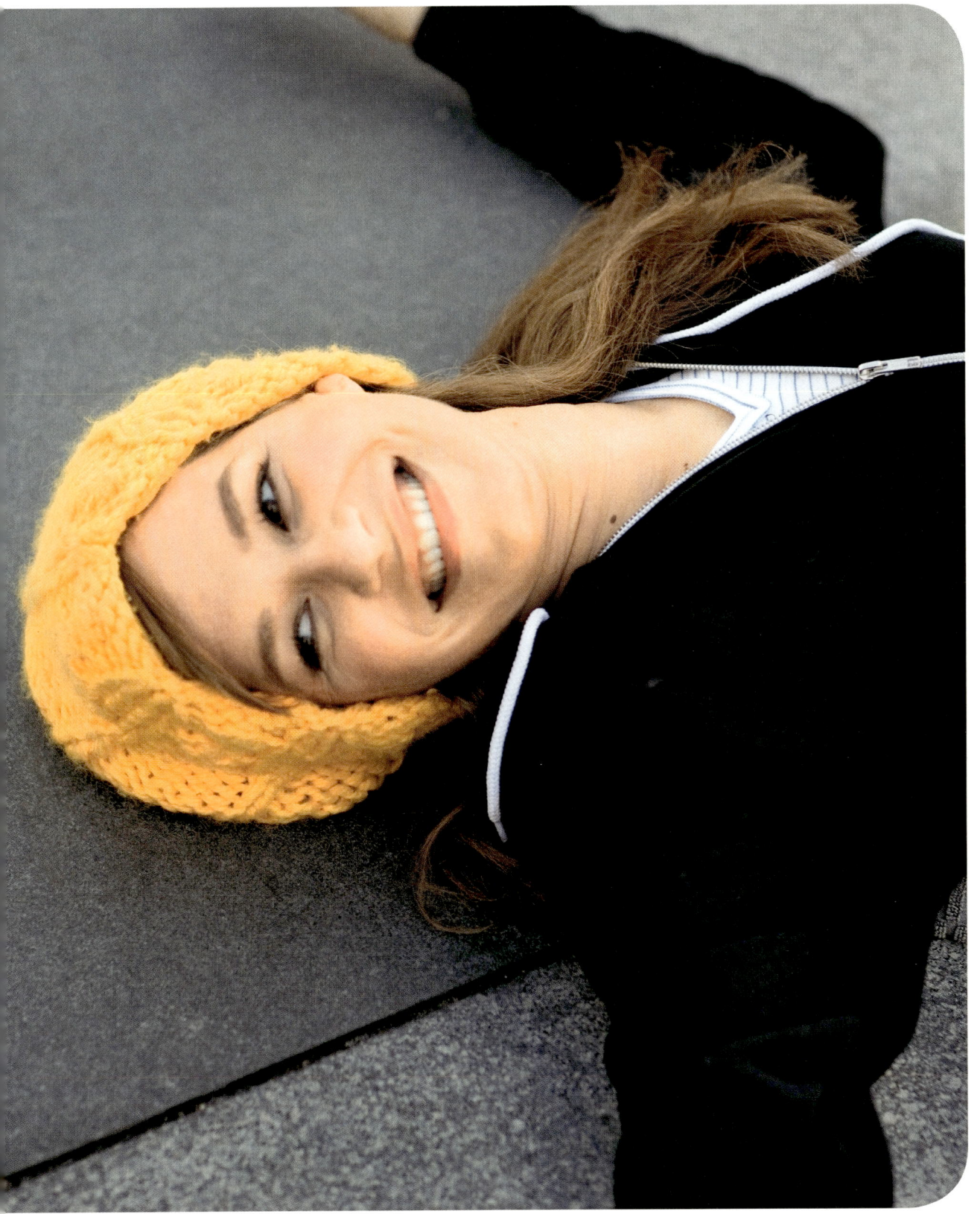

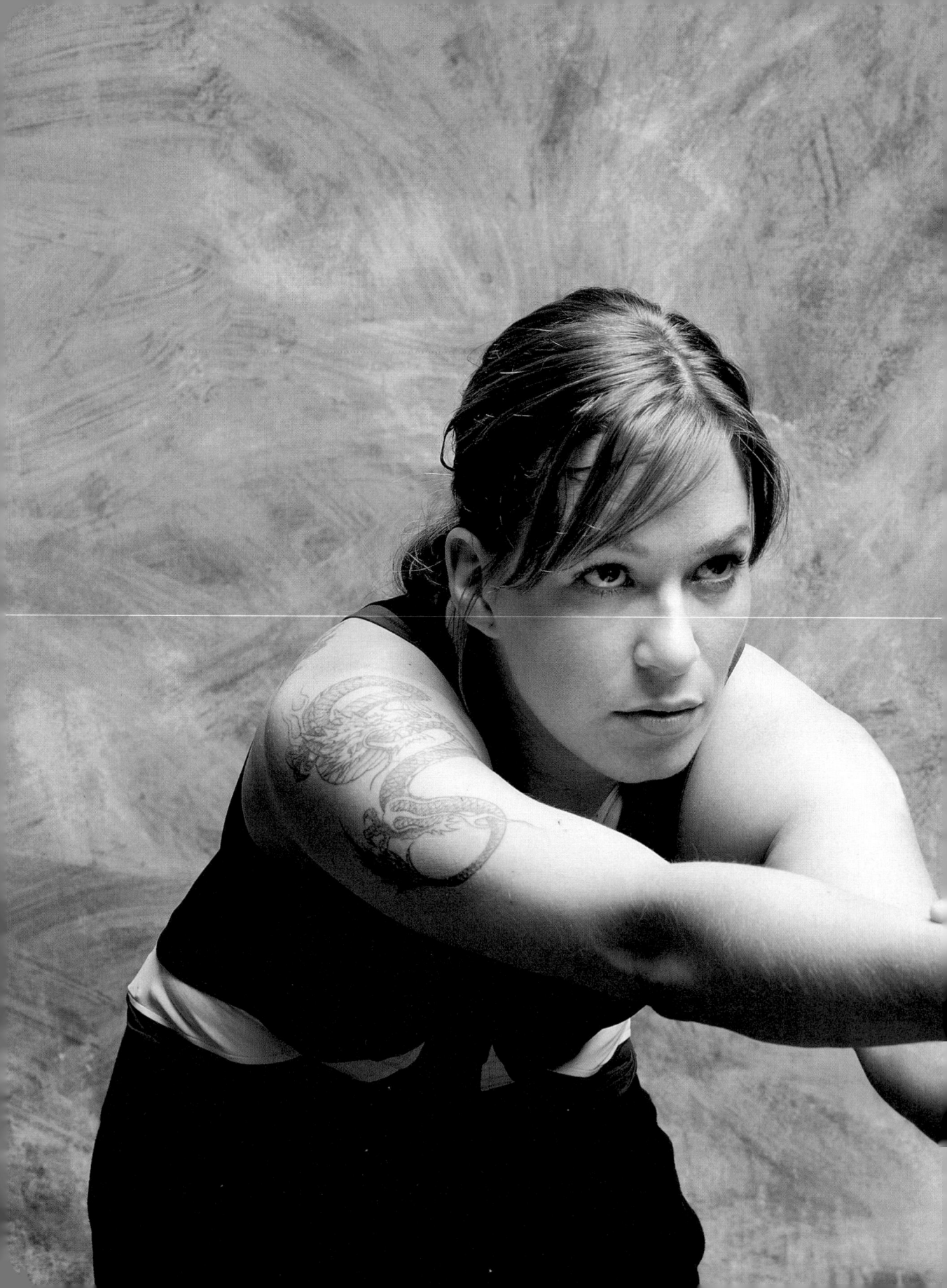

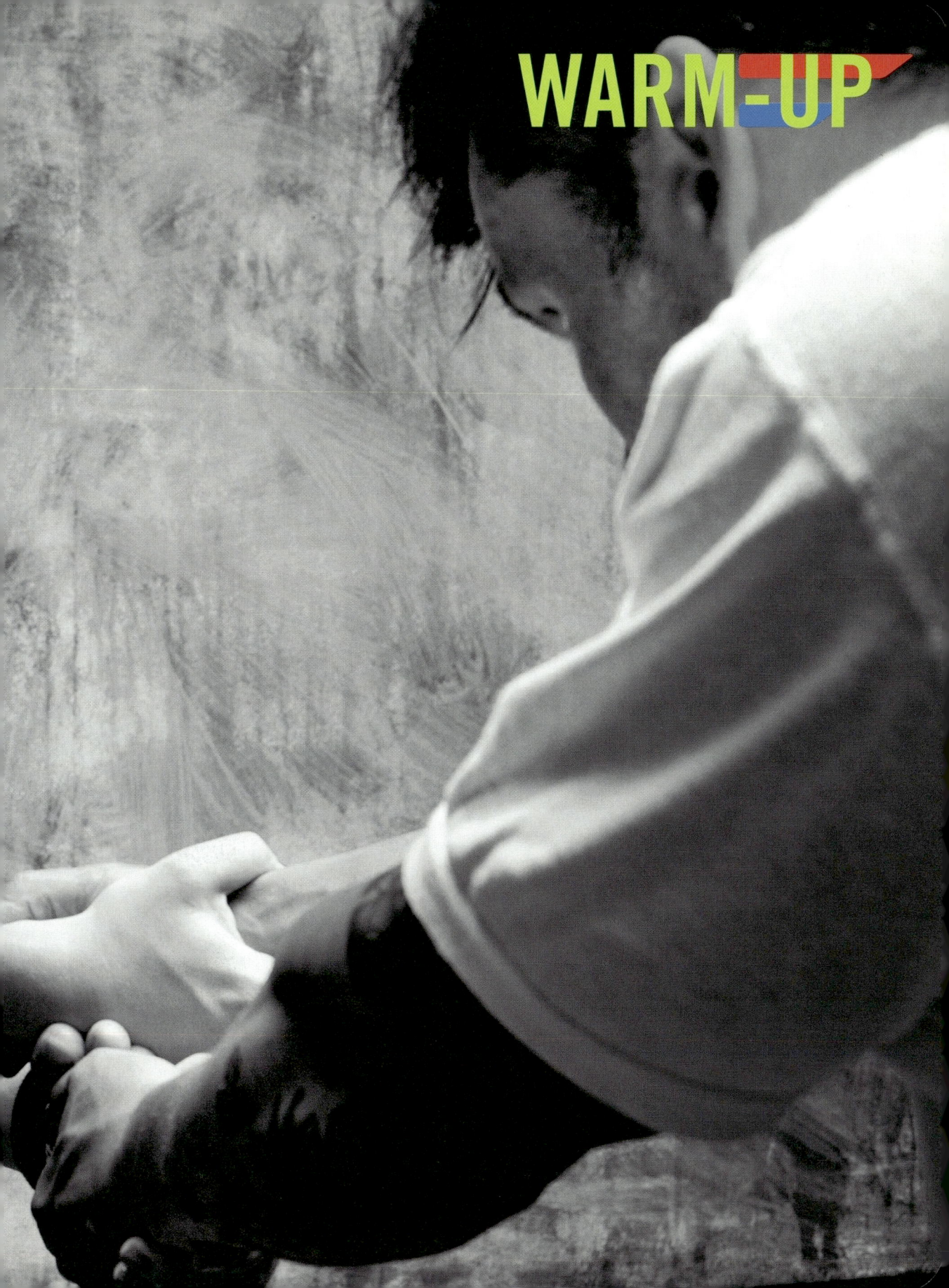

WARM-UP

AUFWÄRMEN,
BEVOR ES LOSGEHT!

KARSTEN: Wir kombinieren dynamische Bewegungen mit langsamen, klassischen Dehnübungen. Ohne Hektik und mit viel Körpergefühl ausgeführt, ist das Warm-up schon ein wichtiger Teil des Workouts.

Unsere Übungen verbessern die Körperhaltung und fördern die Beweglichkeit. Gut aufgewärmt kann man gleich voll mit dem Training beginnen.

FRANKA: Warm-up ist tatsächlich irre wichtig! Genauso wichtig wie die heiße Dusche nach dem Sport. Sonst tut am nächsten Tag alles weh: Muskelkater-alarm ...

Man sollte sich übrigens mit derselben Konzentration aufwärmen, mit der man dann auch die Übungen durchführt. Lustlos mit den Hüften zu kreisen oder halbherzig die Waden zu dehnen bringt gar nichts!

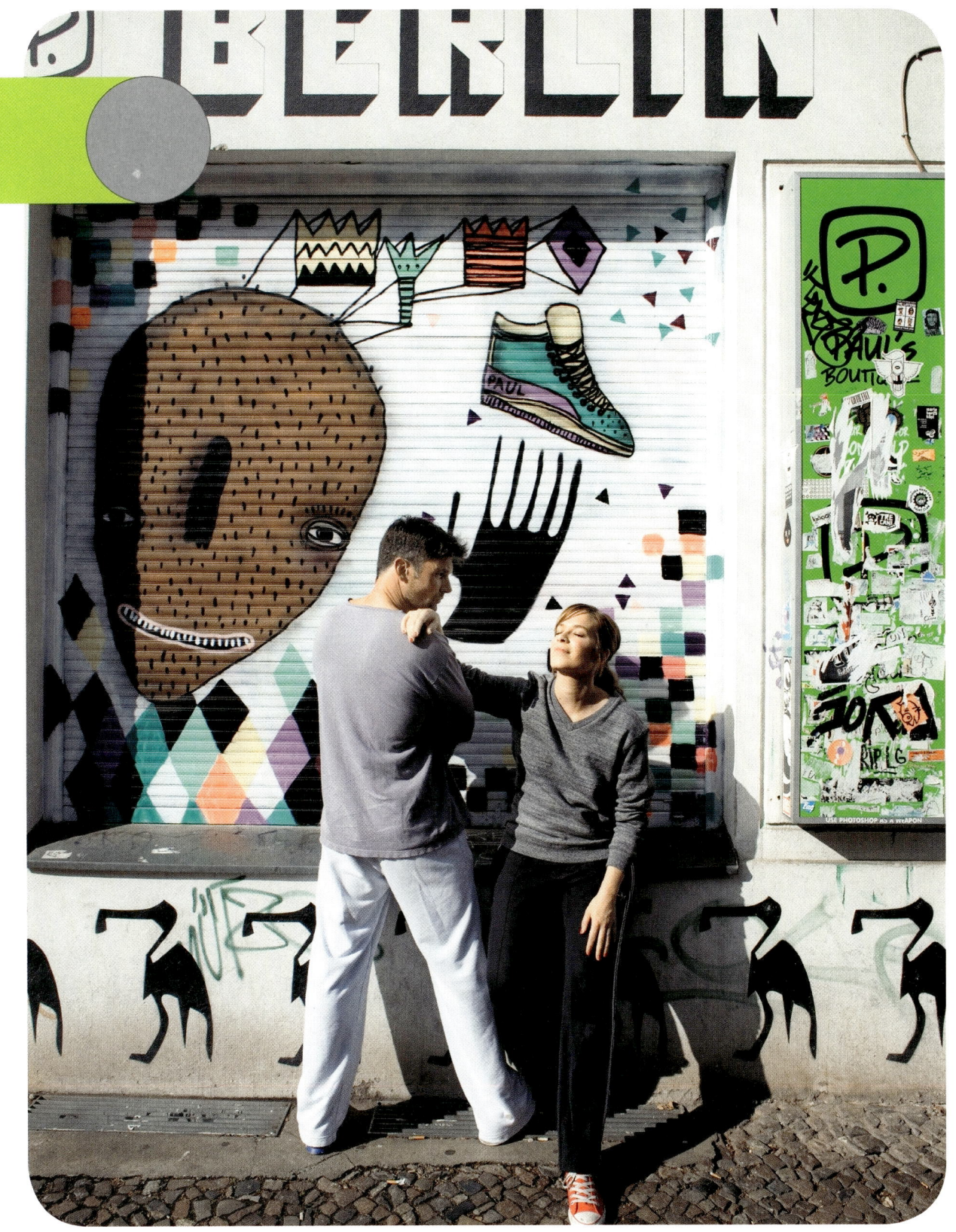

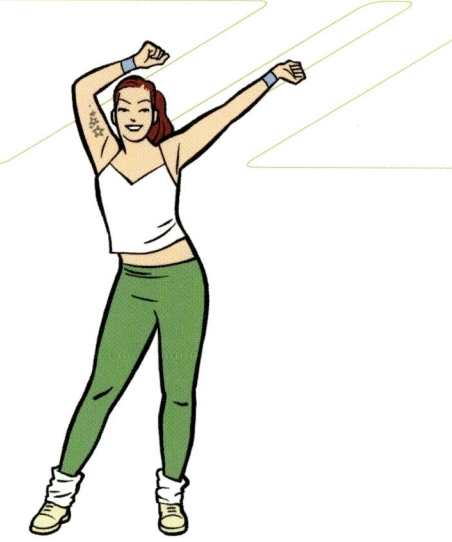

HÜFTKREISEN

Die erste Aufwärm-Übung ist von der Bewegung dem Hula-Hoop-Hüftkreisen sehr ähnlich.

1 Die Hüfte kreisförmig 1 Minute nach links und dann ohne Pause nach rechts drehen. Richtig große Kreise drehen.

WINDMAKER

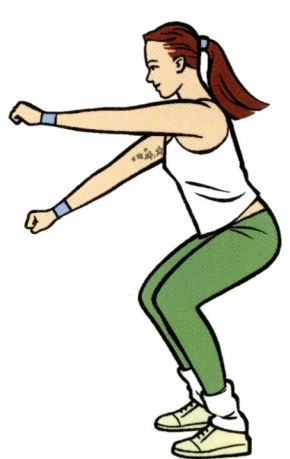

Die Knie dürfen nicht über die Fußspitzen hinausragen.

1 Jetzt die Füße schulterweit öffnen und in die Skihocke gehen. Die Oberschenkel und den Po fest anspannen und den Oberkörper etwas nach vorne beugen.

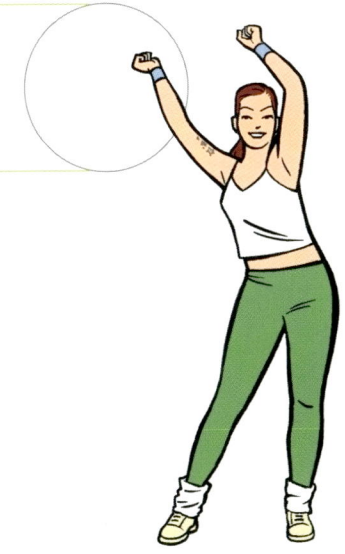

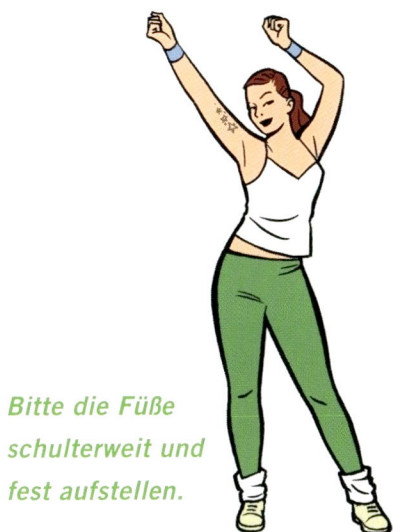

*Bitte die Füße
schulterweit und
fest aufstellen.*

2 Die Arme werden lang zur Decke
gestreckt und rhythmisch mitbewegt.

3 So, das Grinsen kann im Gesicht
bleiben, jetzt aber ohne Pause zur
zweiten Aufwärmübung wechseln.

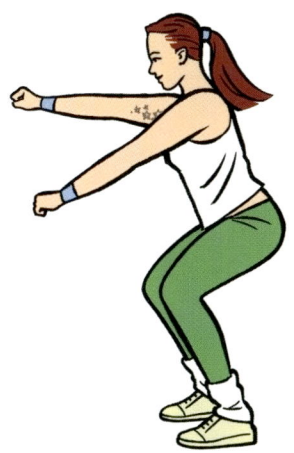

*Mein Tipp:
Das Körpergewicht
auf die Fersen verlegen
und die Arme
nicht zu schnell
bewegen.*

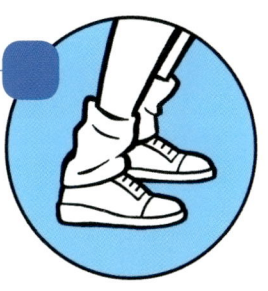

2 Beide Arme gerade nach vorne strecken
und im Wechsel heben und senken.
Locker und ohne Kraft arbeiten und
beide Arme weit auseinanderziehen.

*Auch hier reicht
1 Minute.*

SURFER

Mein Tipp: Das gebeugte Knie ruht am besten über dem Fuß und ragt nicht darüber hinaus. Langsam bewegen und die Dehnung spüren. Wer die Technik beherrscht, der kann langsam und kraftvoll von einer zur anderen Seite wechseln.

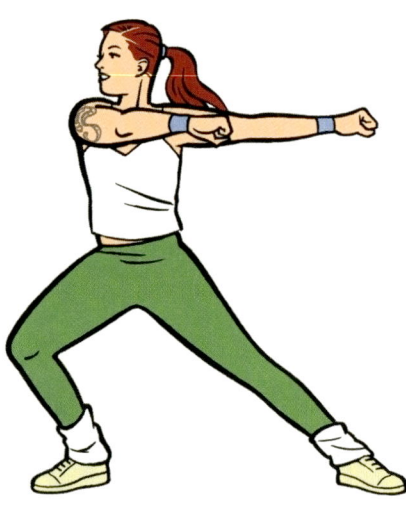
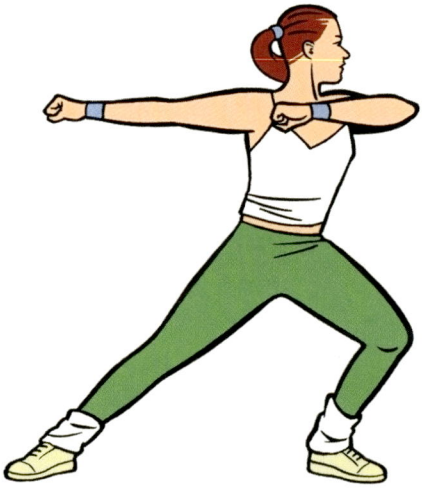

1 Gerade stehen und einen großen Schritt zur Seite machen. Jetzt das rechte Knie beugen und darauf achten, dass das linke Bein gestreckt bleibt (seitlicher Ausfallschritt). Nun den Oberkörper und die Arme nach links drehen.

2 Der Kopf dreht sich langsam zum gebeugten Ellenbogen. 30 Sekunden in der Spannung bleiben und dann lösen – erst den Oberkörper, dann die Beine. Dann zur anderen Seite drehen und wieder 30 Sekunden halten.

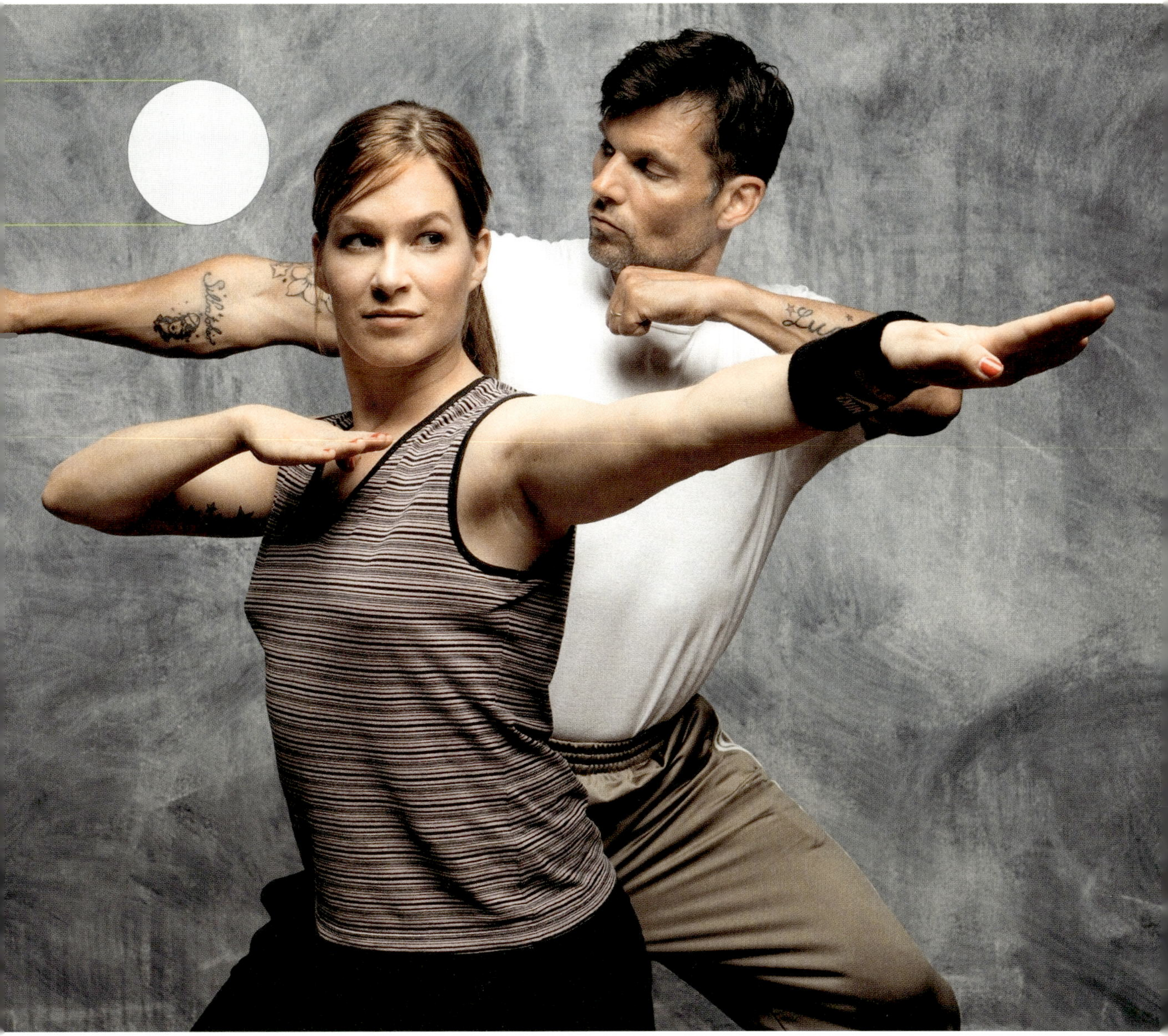

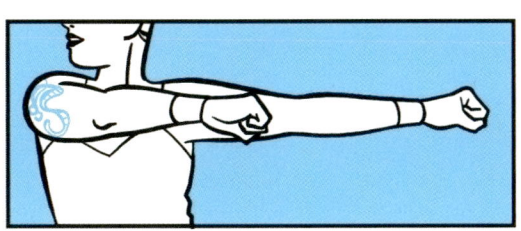

Die Arme
in einer Linie
und weit
strecken.

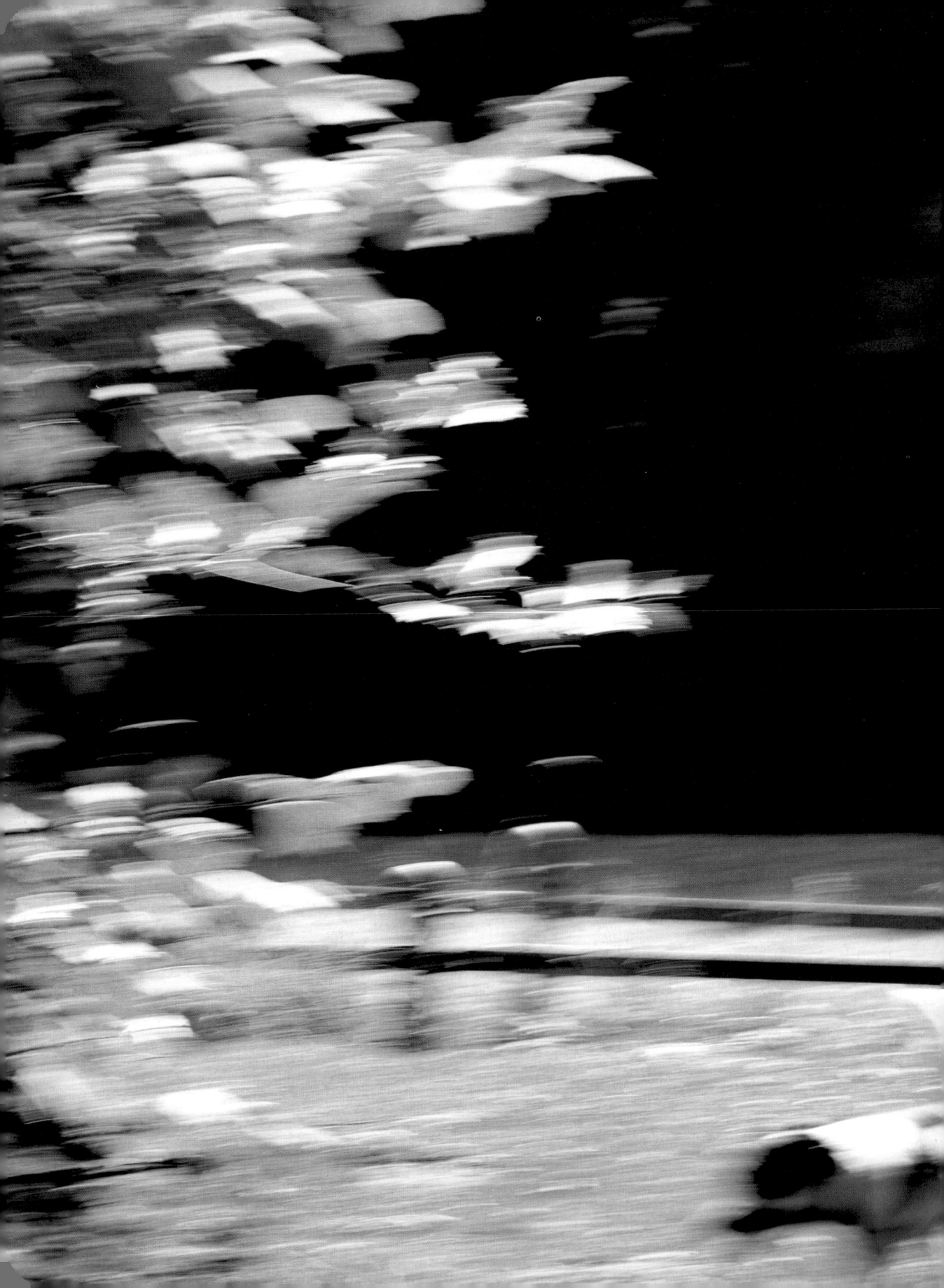

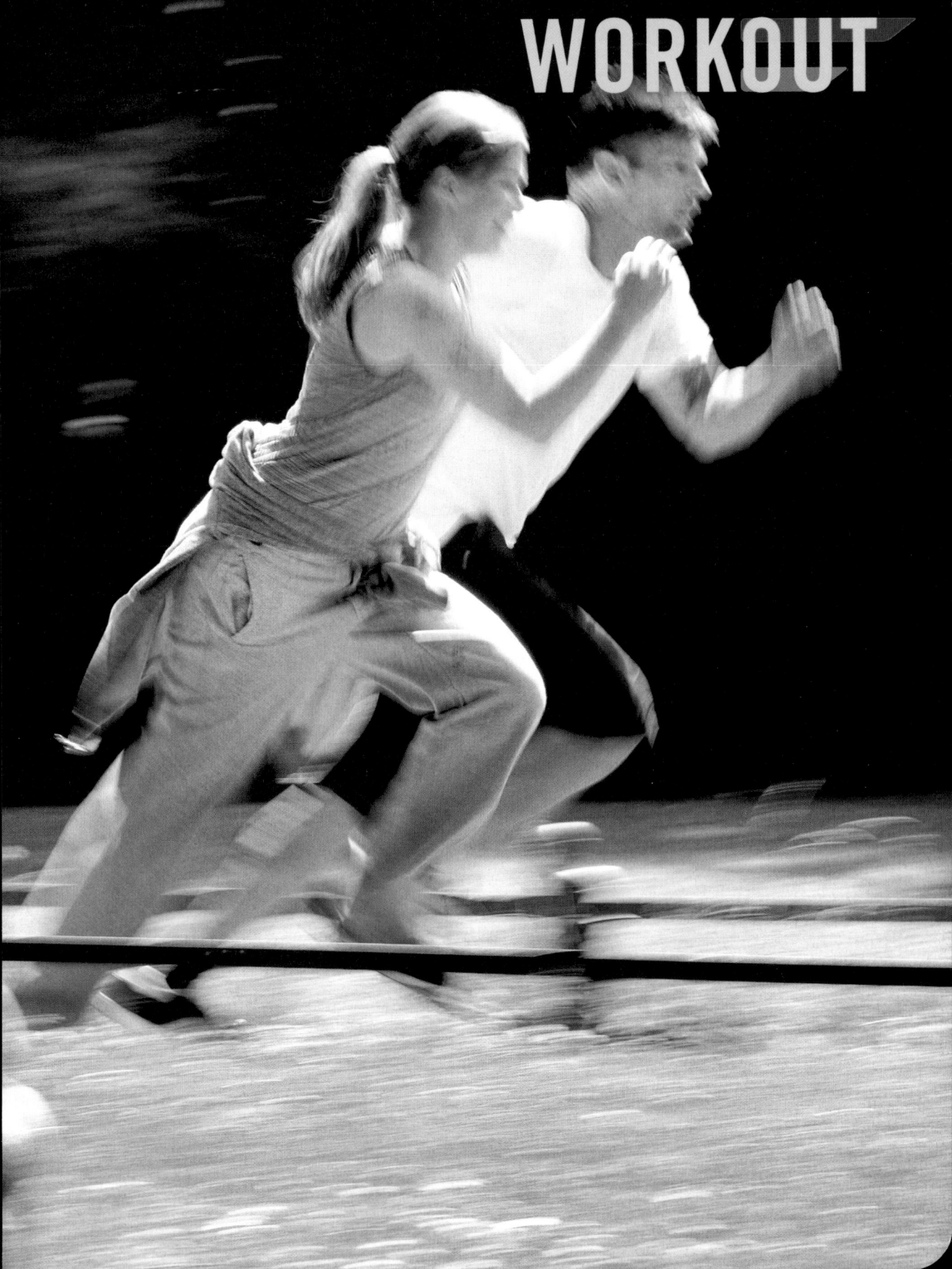

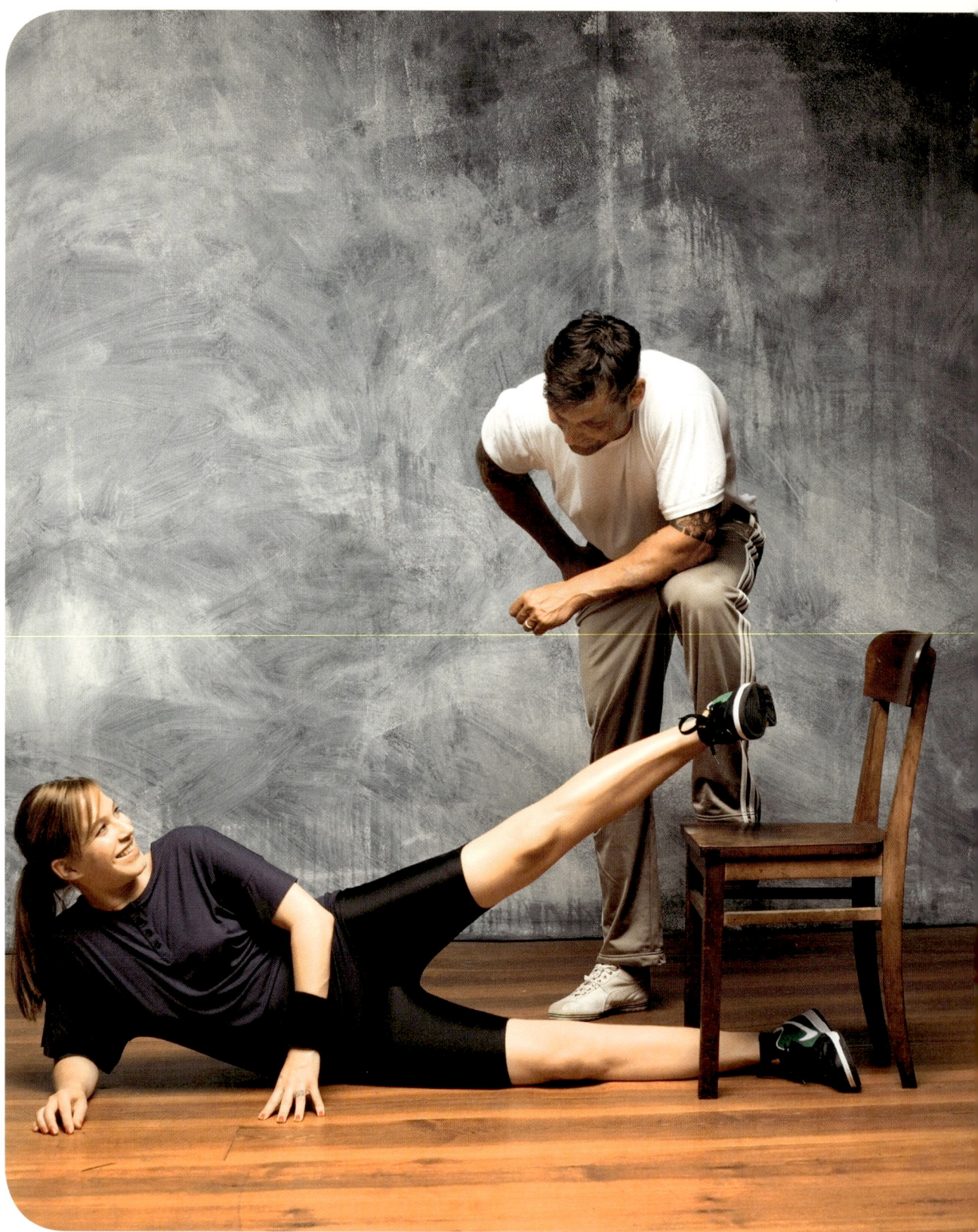

PO

KARSTEN: Hingucken tut doch jeder, oder? Die verschiedenen Formen sind klar definiert und nach diversen Obstsorten benannt. Jedenfalls bei den weiblichen Hinterteilen. Bei den Männern ist eher die Festigkeit des Pos, der so genannte Knackarsch, gefragt.

Bei den Po-Übungen hat Franka ihre Klopftechnik erfunden: Wenn man die Übung langsam und korrekt macht, kommt man schnell in den Bereich, wo der Po anfängt zu brennen. Franka klopft dann immer mit der Hand auf die Stelle und zeigt mir, dass das Trainingsziel jetzt erreicht ist.

FRANKA: Ja, ja, die »Klopftechnik« wende ich an, wenn die Pomuskeln anfangen zu brennen! Bevor das Ganze in einen Krampf ausartet, versohle ich mir lieber selbst auch mal den Hintern.

Aber im Ernst, Karstens Übungen haben es in sich. Deshalb spürt man jeden Muskel auch gleich.

Beim Training sollte man unbedingt regelmäßig dranbleiben, da das Fett am Po leider nicht in drei Tagen schmilzt.

CHAIR KICK

Für die erste Po-Übung wird ein Trainingspartner benötigt: der Stuhl. Er zwingt uns, langsam und genau zu arbeiten, ist immer zur Stelle und lenkt nicht vom Training ab.

Mein Tipp: Den Bauch immer unter Spannung halten und den Stuhl nicht berühren.

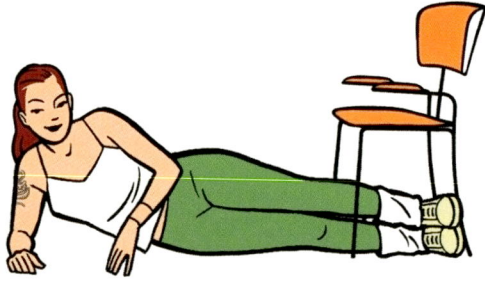

1 Bitte auf die rechte Seite legen und mit dem rechten Ellenbogen abstützen. Die Beine liegen in Kniehöhe unter dem Stuhl.

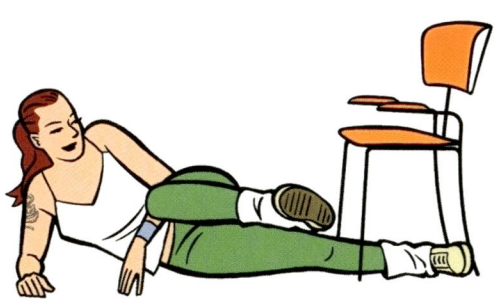

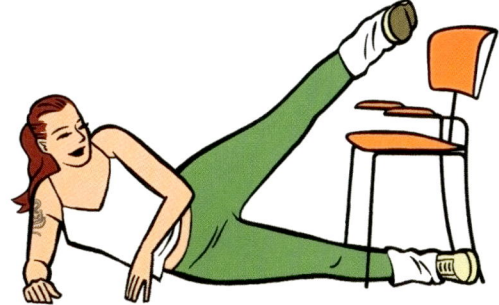

2 Jetzt das linke Knie zur Brust ziehen und dann über der Sitzfläche des Stuhls ausstrecken. Kurz halten und wieder zur Brust ziehen und unter den Stuhl strecken.

3 Die Bewegung langsam ausführen, bis man den Po spürt, dann zur anderen Seite wechseln.

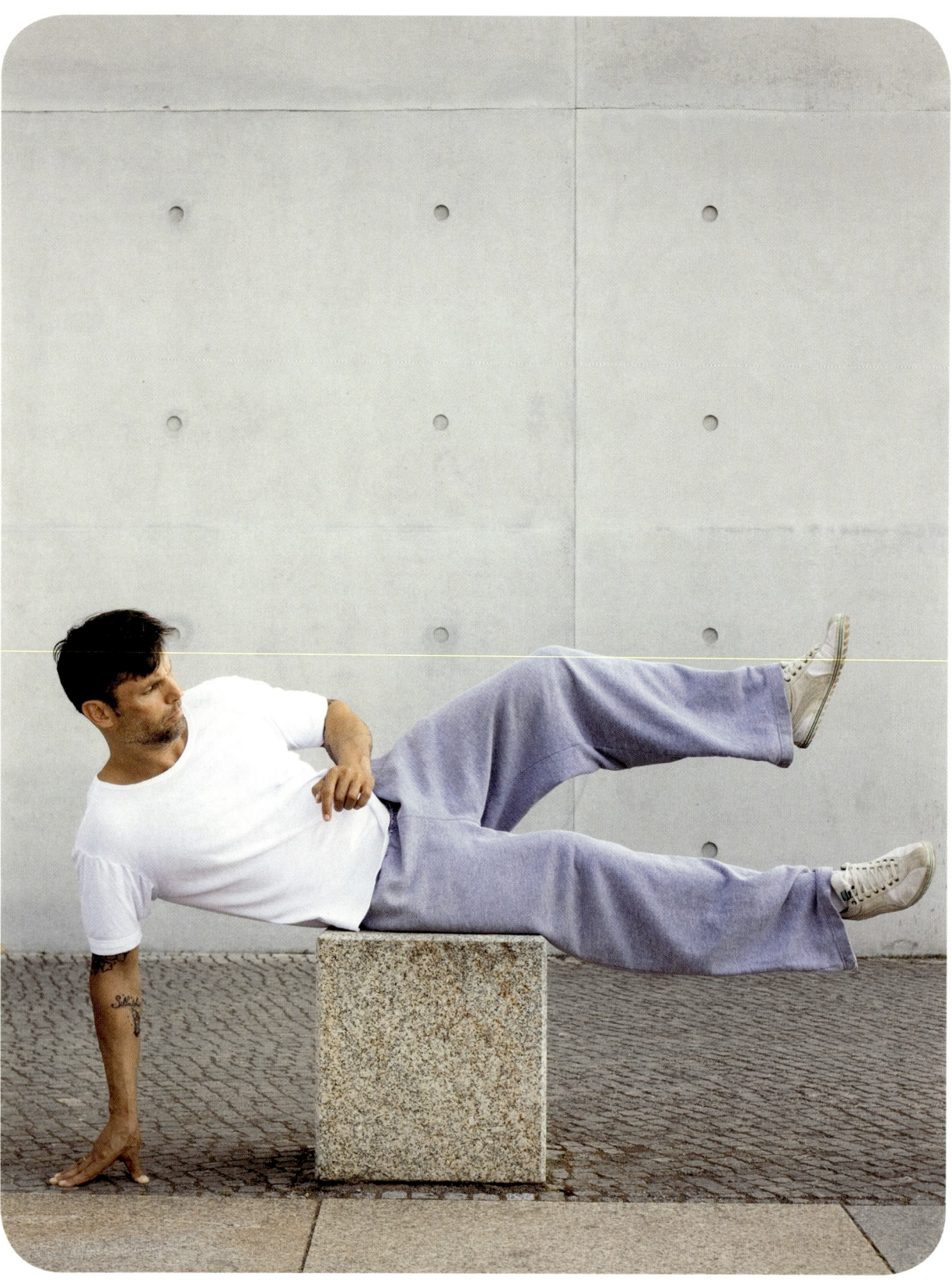

KNIEHEBEN

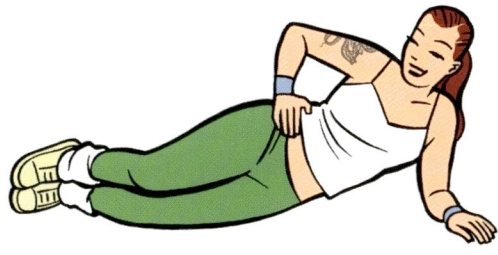

1 Bei dieser Übung starten wir auf der linken Seite liegend, die Knie sind leicht angebeugt, der Oberkörper ist auf den linken Ellenbogen gestützt.

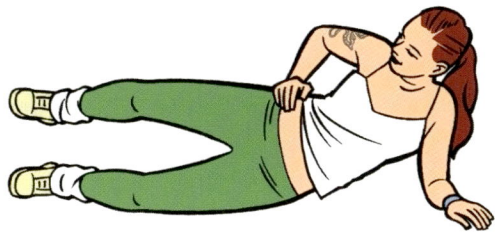

2 Das rechte Bein anheben und das Knie dabei im Halbkreis nach hinten ziehen und wieder zurück führen. Mit der rechten Hand die Hüfte stabilisieren. Die Knie liegen bei der Übung auf gleicher Höhe, aber berühren sich nicht.

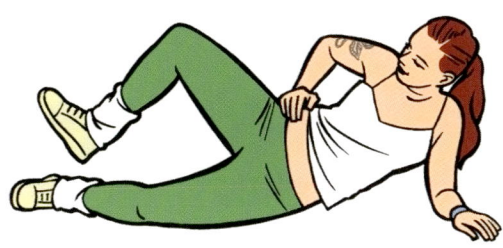

3 Hier sind kraftvolle, weite Bewegungen gefragt, und der Po sollte immer angespannt sein. Wenn der Pomuskel brennt, ist die andere Seite dran.

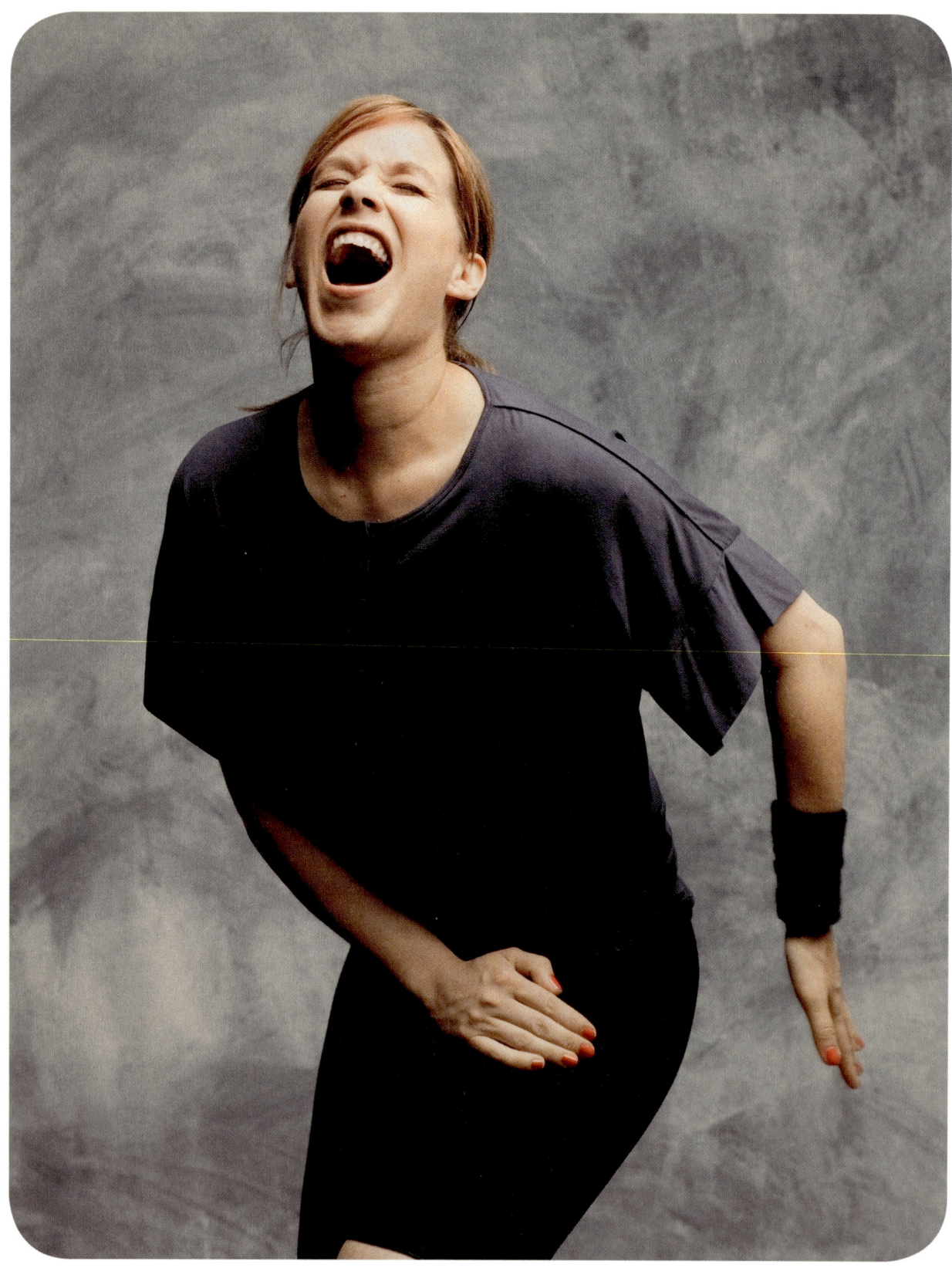

AUAAA... ODER MUSS SPORT WEH TUN?

FRANKA: Na ja ... Ich sage: JA. Sorry. Wir reden hier natürlich von gesunden Muskelschmerzen, vom Brennen in den arbeitenden Muskeln beim Workout.

Wichtig ist, vor allem wenn man völlig untrainiert mit dem Sport anfängt, die Sache LAAANGSAM angehen zu lassen. Das heißt nicht, dass man sich nicht anstrengen soll oder nicht schwitzen darf. Aber der Körper muss sich erst mal auf das Workout einstellen. Die Muskeln müssen an eine Belastung gewöhnt werden. Je länger man sich nicht bewegt hat, umso länger dauert dieser Prozess. Deshalb SOFORT mit EIN BISSCHEN Training anfangen!

Mein Körper reagiert erst mal empfindlich auf Sport, wenn ich einige Wochen – manchmal sogar Monate – faul war und gar nicht trainiert habe. Will heißen: Alles tut weh, heftiger Muskelkater an den Tagen danach, und manchmal ist sogar eine Erkältung im Anmarsch ...

Aber da muss man dann eben durch! Oft hilft es schon, die Vitamin-C-Zufuhr ein bisschen hochzutunen: Jeden Morgen mit einem Glas stillen Wasser beginnen, in das man eine halbe Zitrone gepresst hat.

Dafür geht es einem nach 2-3 Wochen regelmäßigem Training umso besser! Man geht wacher in den und durch den Tag, die Wangen sind rosig, die Nerven belastbarer, die Laune – tatsächlich! – besser.

Besonders empfindliche Teile des Körpers wie Rücken, Knie etc. sollte man zu Anfang nicht überbeanspruchen. Der Körper muss erst an Kraft gewinnen. Also nicht »volle Pulle« drauflos! Sonst verrenkt man sich nur, holt sich Muskelrisse und hat sofort keinen Bock mehr.

Wer regelmäßig trainiert, das Leistungspensum steigert (beispielsweise irgendwann von 20 Minuten auf eine Stunde täglich) und die Muskelbelastung erhöht (durch Gewichte oder mehrere Wiederholungen), wird bald Ergebnisse sehen! Das Fett schmilzt, Muskeldefinition wird sichtbar, der Körper wird straffer und belastbarer, die Haltung verbessert sich.

BEINE

KARSTEN: Mit Sicherheit wird beiden viel Aufmerksamkeit geschenkt. Mann zeigt sie in Shorts, Frau gerne im Rock. Gut trainiert tragen sie einen über kilometerlange Laufstrecken. Gut geformt stehen und tanzen sie auch nachts im Club.

Hier sind zwei gute, dynamische Beinübungen, die man sofort spürt. Beide Übungen werden die Beine zum Kochen bringen, deshalb bitte auf die korrekte Ausführung achten. Kick Ass! Thighs on Fire!

FRANKA: Ich finde, schon nach wenigen Tagen Beintraining spürt man bereits den Unterschied. Die Beine fühlen sich nicht mehr schwer und unbeweglich an. Man »bounct« regelrecht durch den Tag!

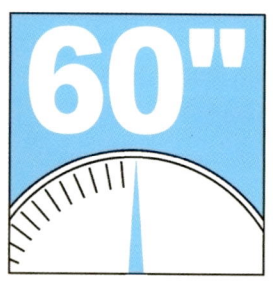

Wer das Beintraining optimieren will, sollte die Pausen zwischen den Übungen nutzen und 60 Sekunden in die Hocke gehen. Die Füße stehen fest auf dem Boden, das Gewicht liegt auf den Fersen, und der Po befindet sich in Kniehöhe. Den Stuhl bitte nicht festhalten, sondern nur als Balancehilfe nutzen.

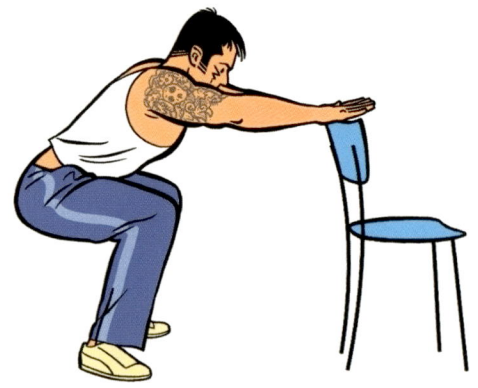

Mein Tipp: In der Hocke die Knie leicht nach außen drücken.

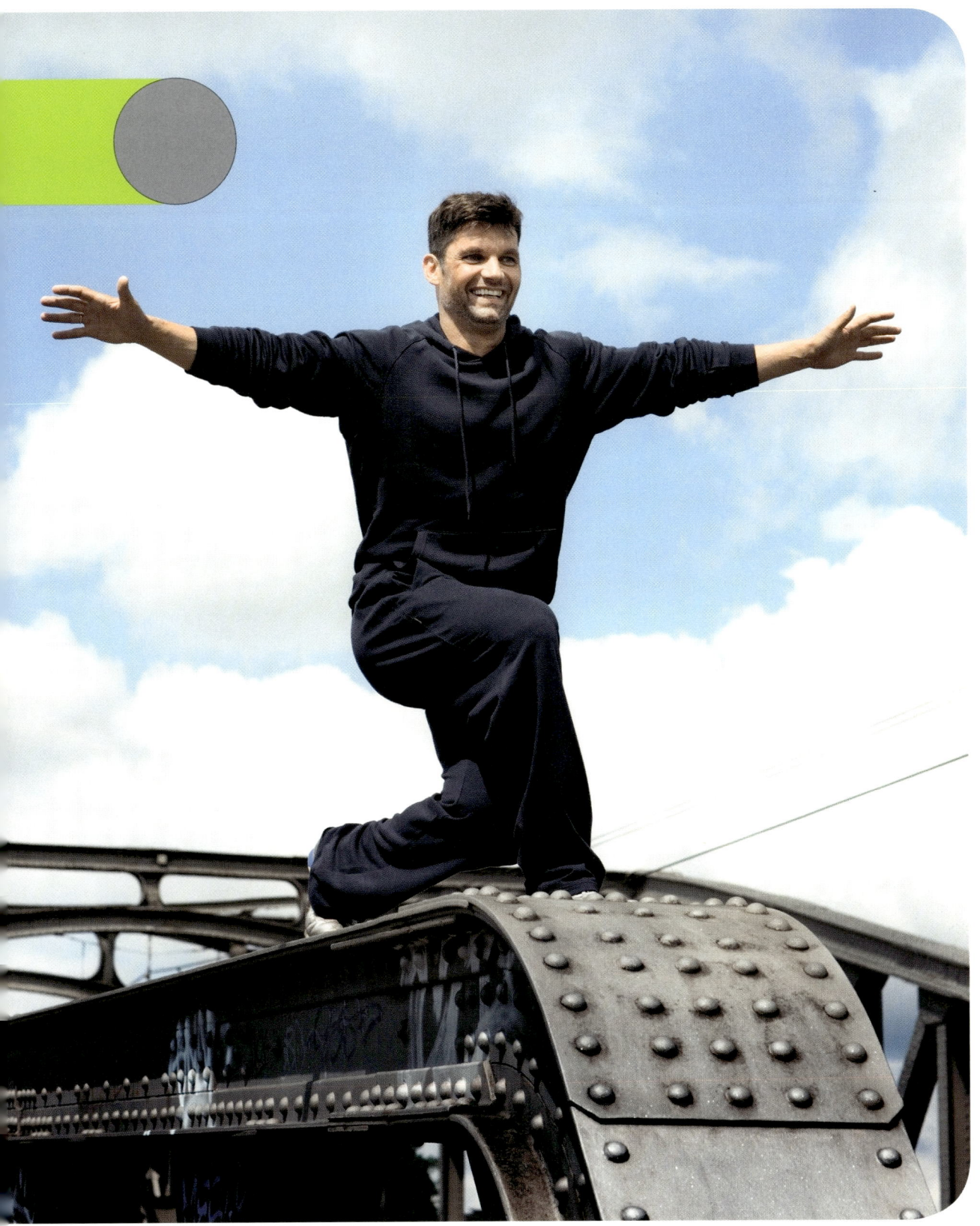

CROSS SQUAT
Hier kommt die fiese Version des Ausfallschritts.

1 Schulterweit stehen und mit dem linken Bein einen weiten Schritt nach vorne machen. Beide Füße sollen in Laufrichtung stehen. Die Arme in Schulterhöhe seitwärts ausstrecken und den Oberkörper aufrichten.

Beine überkreuz und die Füße in Laufrichtung

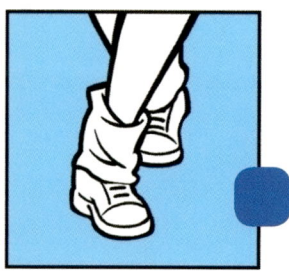

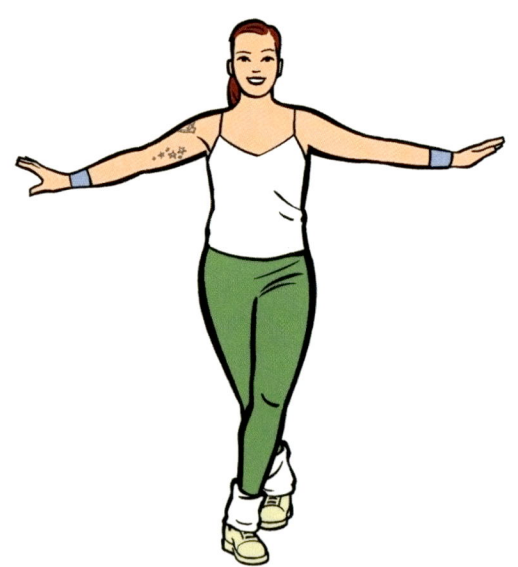

Mein Tipp: Wenn man nach vorne in den Ausfallschritt geht, sollte das vordere Bein sanft abgesetzt werden. Ohren auf, die Beine werden schreien!

2 Jetzt kreuzt das linke Bein das rechte, und die Knie werden leicht angebeugt. Die Füße stehen weiterhin schulterbreit auseinander.

3 Den Körper in Spannung halten und gleichmäßig auf und ab beugen. Langsamkeit ist hier das Geheimnis.

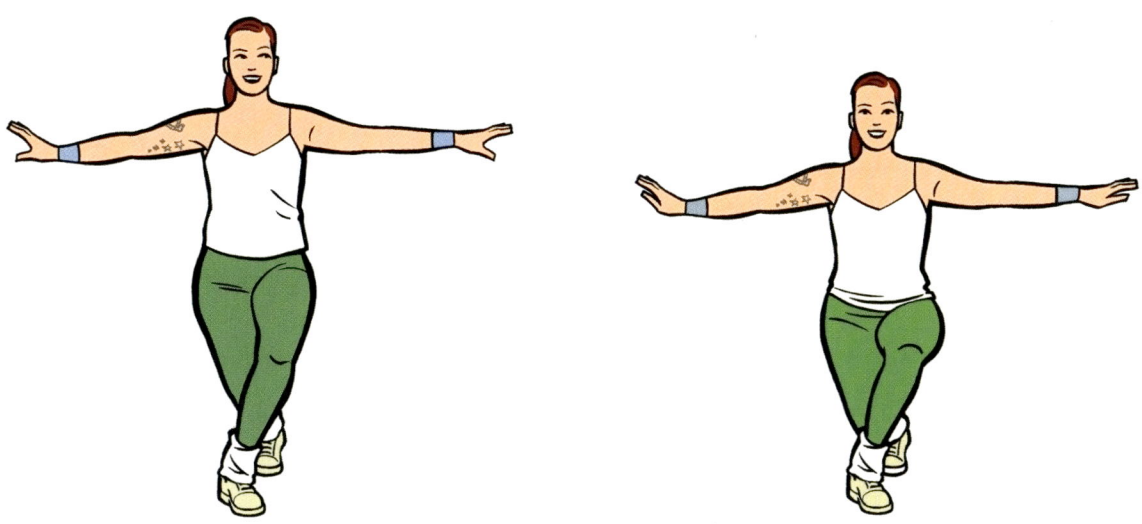

FRANKA: Ein Tipp für die Balance: ruhig atmen, den Kopf gerade halten und das Kinn hoch. Wer dazu noch den Po anspannt, bekommt 'nen Orden mit Sternchen! ☺

KICKHOCKE

Der Front Kick in Kombination mit einer Kniebeuge wird den Beinen alles abverlangen und schnell Wirkung zeigen.

FRANKA: Nach nur wenigen Wiederholungen melden sich hier die Oberschenkel! Yeeha! Aber: Durchhalten lohnt sich. Dies ist eine Superübung für Po und Oberschenkel. Aber alles hat seinen Preis ...

1 Also los! Die Hände befinden sich in Kinnhöhe, die Füße stehen mittelweit auseinander.

2 Langsam in die Kniebeuge gehen. Wenn der Po in Kniehöhe ist, langsam wieder hochkommen ...

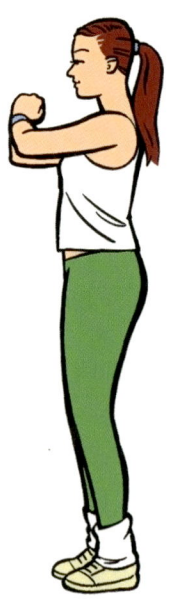

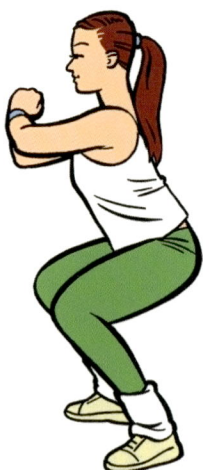

*Mein Tipp: Diese Übung wirkt am besten,
wenn ein ruhiger, gleichmäßiger Rhythmus
durchgehalten wird.*

3 ... und mit dem rechten Bein nach vorne
treten. Nun wieder in die Kniebeuge und
nach dem Hochkommen mit dem linken
Bein treten.

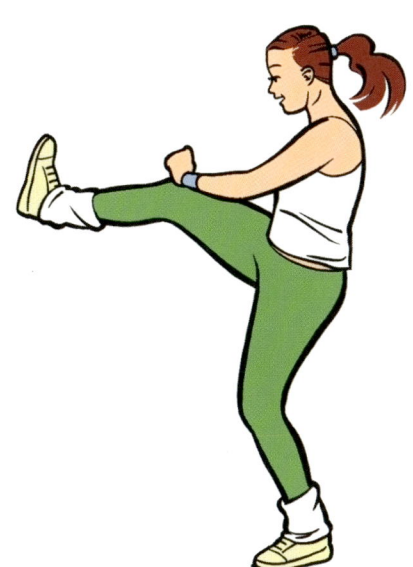

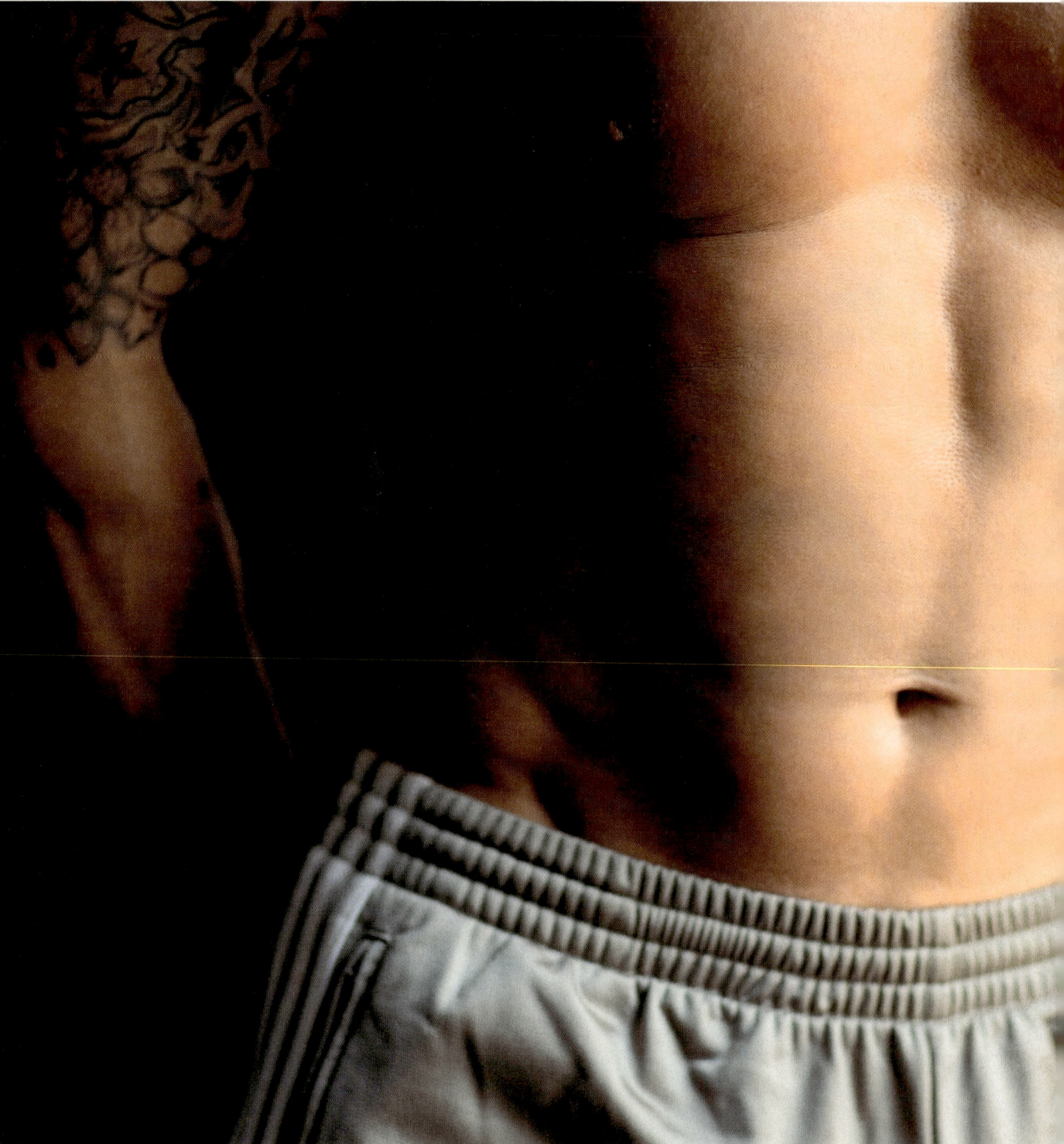

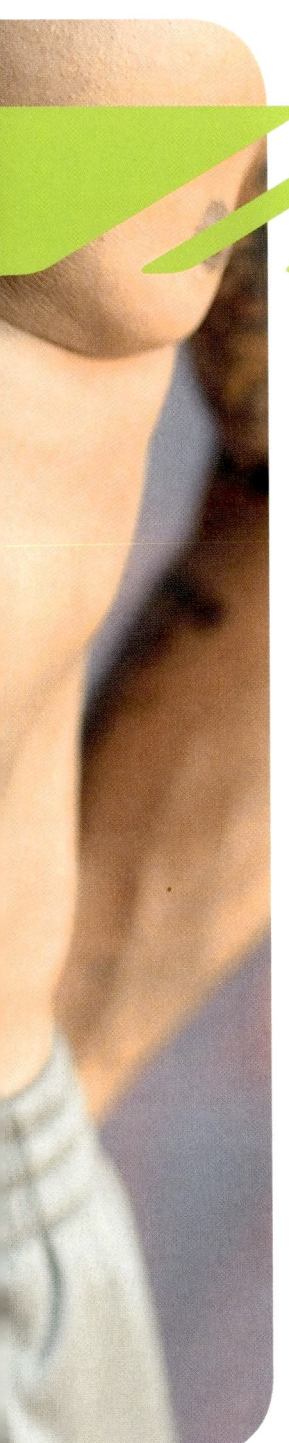

BAUCH

KARSTEN: Ein schöner Bauch ist sexy. Da wird wohl jeder zustimmen, denn es bleibt viel Spielraum für die eigene Phantasie. Schön kann muskulös und fettfrei sein oder weich und kuschelig.

So oder so, die beiden Bauchübungen machen die Körpermitte nicht nur schöner, sondern stärken den Rumpf und verbessern die Haltung. Es sind wohl die simpelsten Bauchübungen seit es Sit-ups gibt. Aber Vorsicht, die wirken!

Bitte keine Zeit mit Zählen verschwenden. Wichtig ist die Konzentration auf den Bewegungsablauf und auf die Bauchmuskulatur. Die Bewegung muss rhythmisch ausgeführt werden. Dann wird's sexy.

FRANKA: Der Bauch … eine schwierige Zone, die einige Trainingsaufmerksamkeit braucht. Mein persönlicher Schwachpunkt ist bei diesen Übungen der Nacken. Wenn man zu sehr am Nacken reißt oder sich regelrecht den Hals verrenkt, weil man unbemerkt das Kinn zu hoch genommen hat, spürt man die Nackenschmerzen sofort.

Also, immer den Nacken vorsichtig unterstützen, ruhig atmen (nicht die Luft anhalten!) und sich während der Übung auf die Bauchmuskeln konzentrieren. Dann lässt der Sixpack nicht lange auf sich warten!

CRUNCH

Zum Bauchtraining wird ein Handtuch gebraucht. Das Handtuch wird zu einem kleinen Viereck zusammengelegt und dann während der gesamten Bauchübung mit leichtem Druck zwischen den Knien gehalten.

Mein Tipp: Hier ist rhythmisches Bewegen wichtig. Die Oberschenkel sollen unbedingt in ihrer Position bleiben.

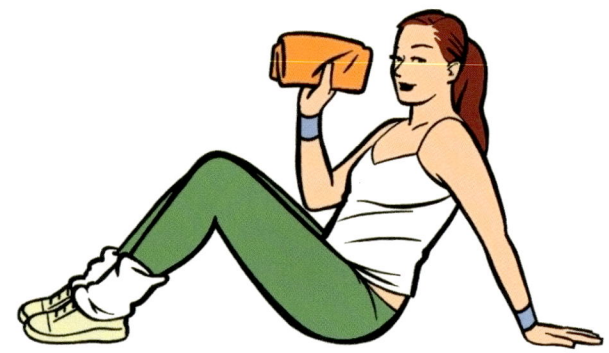

1 Warum kompliziert, wenn es auch einfach geht?! Also Handtuch falten und ran an den Bauch ...

FRANKA: Nicht schummeln! Wer den Oberkörper mit Schwung nach oben bringt, ohne die Bauchmuskeln zu benutzen, kann die Übung gleich sein lassen. Also: Langsam den Oberkörper hochbewegen und die Bauchmuskeln arbeiten lassen! Der Nacken sollte entspannt bleiben, deshalb nicht das Kinn übermäßig nach vorne recken!

 Mein Tipp: Bitte den Rücken fest auf den Boden drücken. Und wer den Bauch richtig trainieren will, hält die Schultern in der Luft.

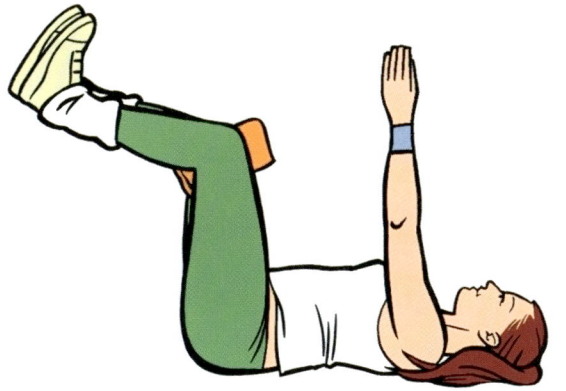

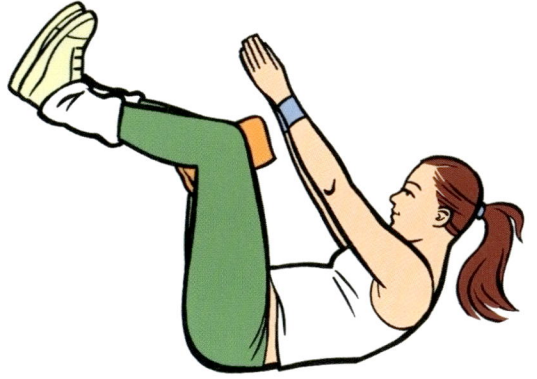

2 Auf den Rücken legen, die Knie anziehen und das Handtuch mit den Knien zusammendrücken. Beide Hände zur Decke strecken.

3 Den Blick auf die Hände richten und den Oberkörper anheben, kurz in der Luft halten und langsam wieder zurückkommen.

KNIE-BOUNCE

Wir bleiben im Easy-Modus. Das gilt aber nur für die Bewegung! Also Power und den Druck auf das Handtuch nicht vergessen!

1 Das Handtuch bleibt an seinem Platz zwischen den Knien, und wir liegen wieder auf dem Rücken. Auch hier bleibt der Rücken immer flach auf dem Boden.

Ausgestreckte Arme geben dem Oberkörper mehr Halt.

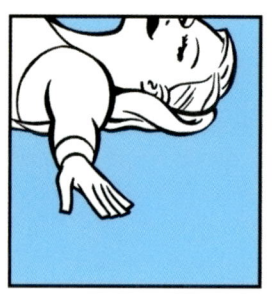

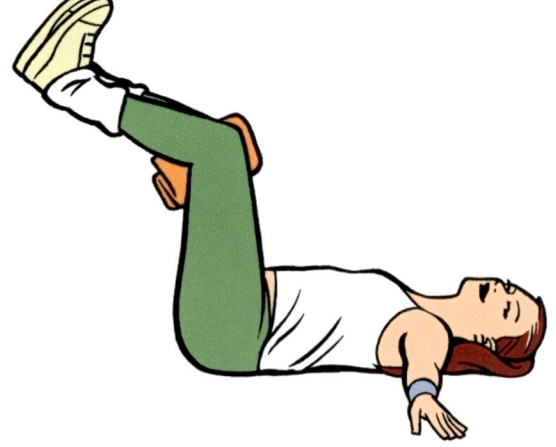

Mein Tipp: Wenn man langsam chruncht und bounzt, spürt man, wie die Bauch-muskeln ackern müssen. Daher: Bitte ohne Pause zwischen den Übungen wechseln.

2 Jetzt werden die Arme zur Seite aus-gestreckt, und die Handflächen liegen auf dem Boden. Beide Knie zur Brust ziehen, bis sich der Po vom Boden abhebt.

3 Langsam wieder in die Startposition zurückkommen, und bitte den Druck auf das Handtuch nicht vergessen.

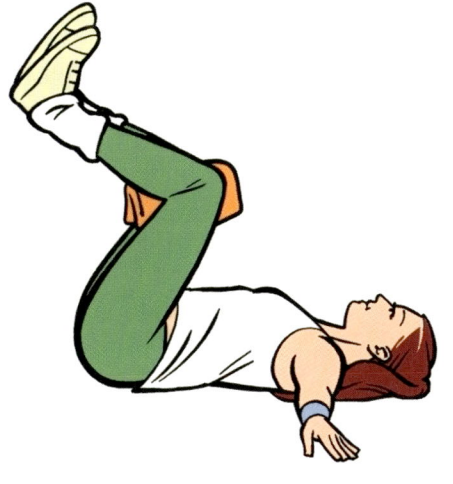

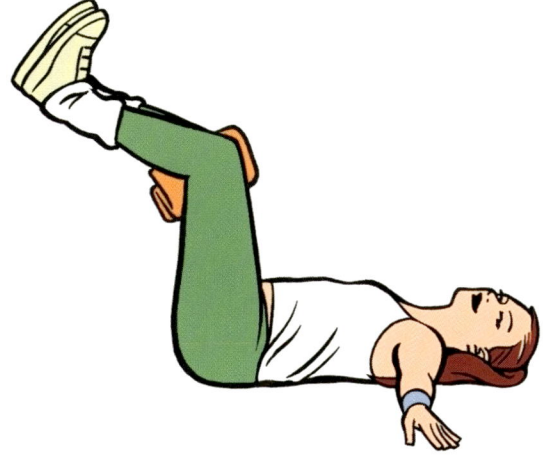

BAUCHBETRÜGER

KARSTEN: Es lohnt sich, etwas intensiver über das Sixpack-Area zu sprechen. Hier erst mal einige Fakten: Die Bauchmuskeln sind Gegenspieler der Rücken- muskeln, sie halten den Körper gerade und in der Balance. Bauchmuskeln sind dafür verantwortlich, dass wir den Körper nach vorne beugen und zur Seite drehen können. Jetzt wird jedem klar, dass die Bauchmuskeln der Körpermitte nicht nur eine schöne Optik verleihen, sondern bei vielen anderen Übungen fleißig mithelfen, also mitarbeiten. Eine andere wichtige Aufgabe der Bauch- muskeln ist es, Druck auf die inneren Organe (Blase, Darm, Gebärmutter) auszuüben.

Generell wird zwischen Übungen mit fixiertem Becken (nur der Oberkörper bewegt sich) und mit fixiertem Oberkörper (nur der Unterkörper bewegt sich) unterschieden. Und genau deshalb haben wir uns für diese relativ einfachen Übungen entschieden.

Hier kommt noch ein sehr entscheidendes Feintuning: Bauchbetrüger ist man ... wenn man sich durch die beiden Bauchübungen schunkelt. Dann sind 50 - 60 Wiederholungen bald kein Problem mehr ... allerdings hält sich dann auch der Erfolg in Grenzen. Ausschlaggebend für einen maximalen Trainingserfolg sind die variablen Endpunkte, soll meinen, dass man in der Bewegung einmal bis ganz nach oben kommt, dann mal wieder in der Mitte stoppt und auch mal etwas weiter unten anhält. Das funktioniert bei dem Crunch mit dem Oberkörper genauso wie bei dem Knie-Bounce mit dem Becken.

Also probiert es aus. In der Ruhe liegt die Kraft. Volle Konzentration auf die Körpermitte und den Oberkörper nur mit der Bauchmuskulatur anheben, das gleiche gilt auch für das Becken.

Don't be a Bauchbetrüger. Kick Ass!

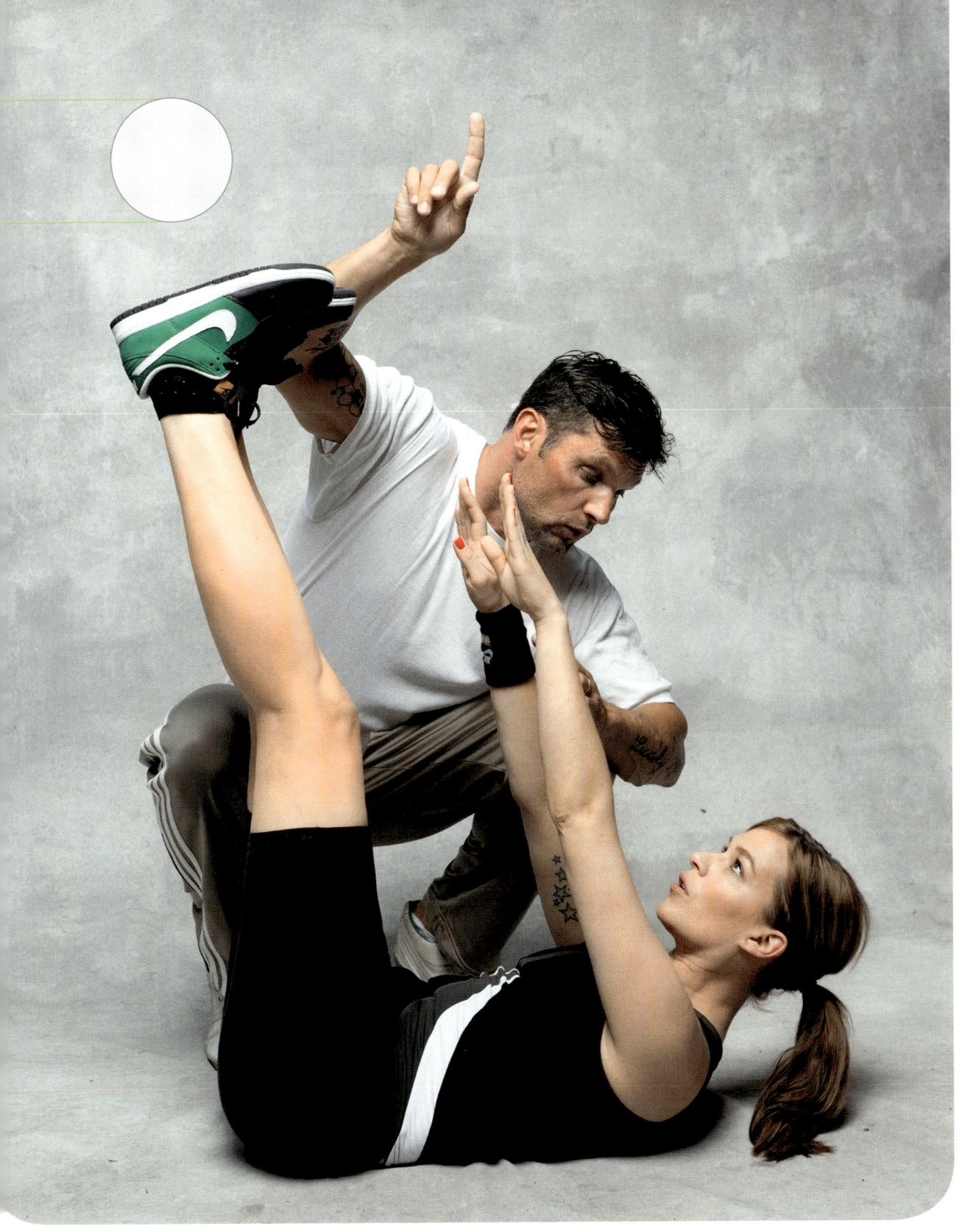

RÜCKEN

KARSTEN: »Kind, sitz gerade!«, »Der hat aber Rückgrat!« oder »Ein schöner Rücken kann auch entzücken.« – Jeder Spruch hat seine eigene Bedeutung und zeigt, wie wichtig uns der Rücken ist. Er hält uns aufrecht, stärkt uns und verleiht eine anziehende Ausstrahlung.

Wir haben zwei Übungen ausgesucht, die man auch zwischendurch an jedem beliebigen Ort machen kann, wenn mal wieder Verspannungen im Anflug sind.

FRANKA: Früher war mir gar nicht klar, warum man den Rücken überhaupt trainieren soll. Ich dachte mir: Na ja, da hab ich gar kein Fett, kann ich auch weglassen.

Heute weiß ich, dass die Rückenmuskulatur zum Kraftgerüst unseres Körpers gehört, das uns stützt und ständig »mitarbeitet«. Zum Beispiel brauchen wir bei jeder Bauchübung gleichzeitig auch unsere Rückenmuskulatur. Ist der Rücken also gut trainiert, erleichtert uns das einiges, wenn wir gegen den überflüssigen Bauchspeck kämpfen!

Gar nicht sooo unwichtig, oder?

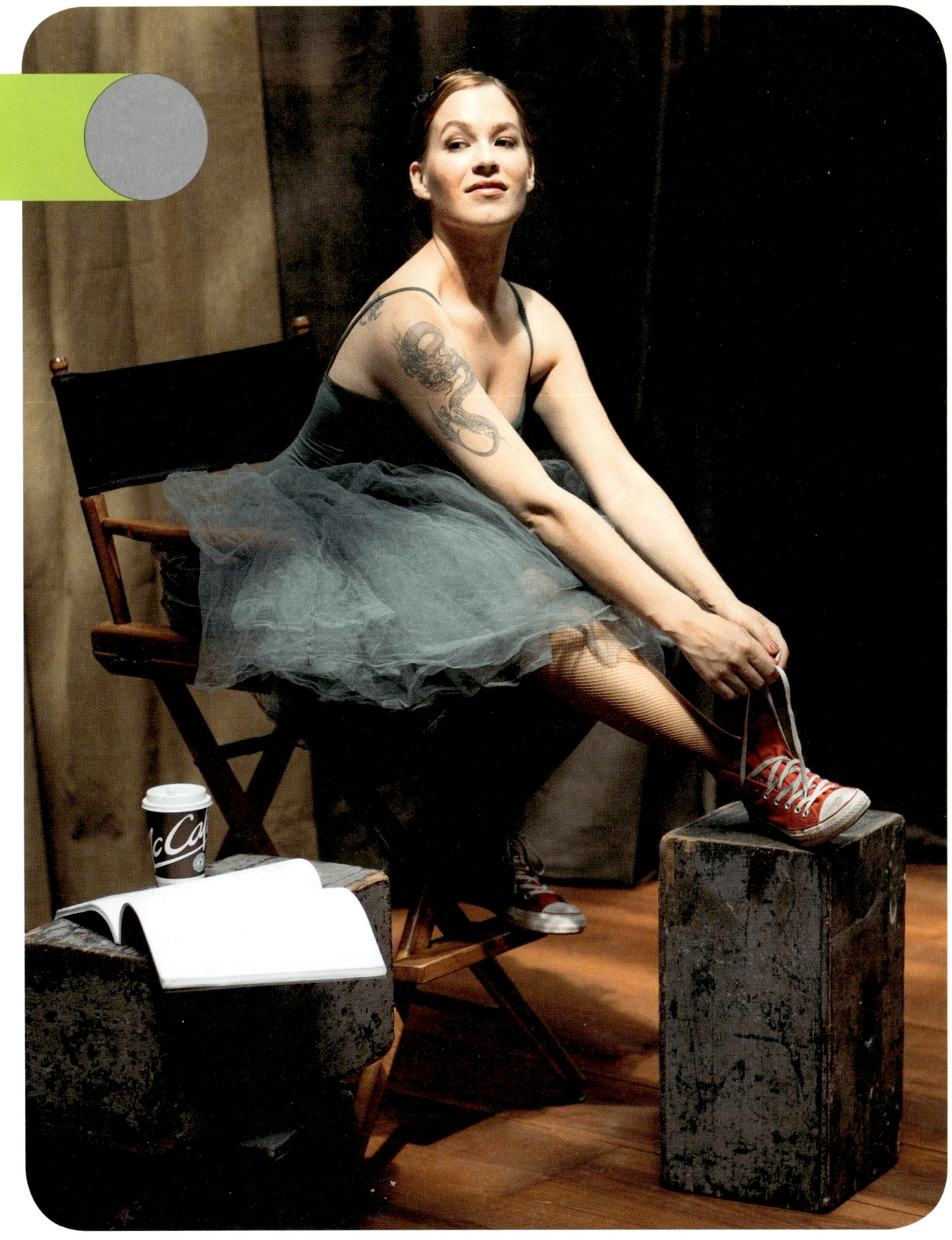

LEVERS

Klimmzug kommt von Klettern. Technisch korrekt ausgeführt, kann man mit dem Klimmzug den gesamten Rücken trainieren. Da aber nicht jeder eine Klimmzugstange besitzt und die wenigsten in der Lage sind, einen korrekten Klimmzug zu machen, kommt hier eine wirkungsvolle Alternative. Dazu brauchen wir nur ein Handtuch.

Mein Tipp: Bei der Auf-und-Ab-Bewegung die Ellenbogen leicht nach hinten ziehen.

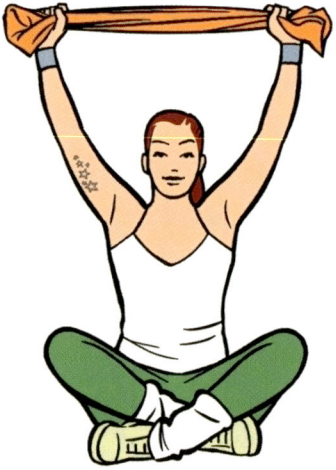

1 Bitte bequem, aber mit geradem Rücken sitzen. Beide Arme schulterweit zur Decke strecken und das Handtuch mit festem Griff in Spannung ziehen.

FRANKA: Dies ist keine »Ich-wedel-mal-mit-dem-Handtuch«-Übung! Wichtig ist, das Handtuch straff zu ziehen, so dass sich in den Armen richtig Spannung aufbaut. Handtuch durchhängen lassen gilt nicht!

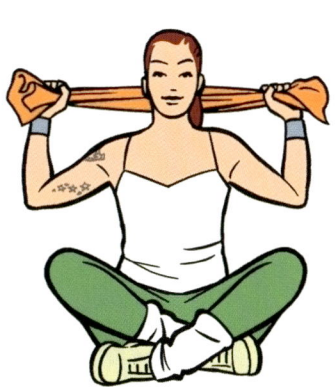

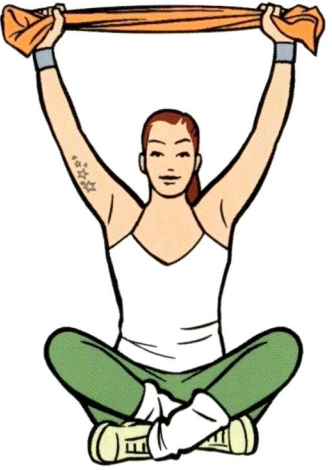

2 Das Handtuch mit Spannung hinter den Kopf ziehen und wieder nach oben schieben. Klingt einfach, ist es auch!

3 Das Handtuch immer mit festem Griff auf Spannung halten und den Schultergürtel weit nach oben schieben (die Schultern berühren fast die Ohren).

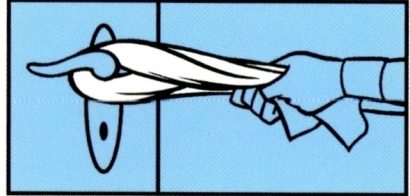

Die Kombination macht's
... Tür, Handtuch, Türklinke
against you!

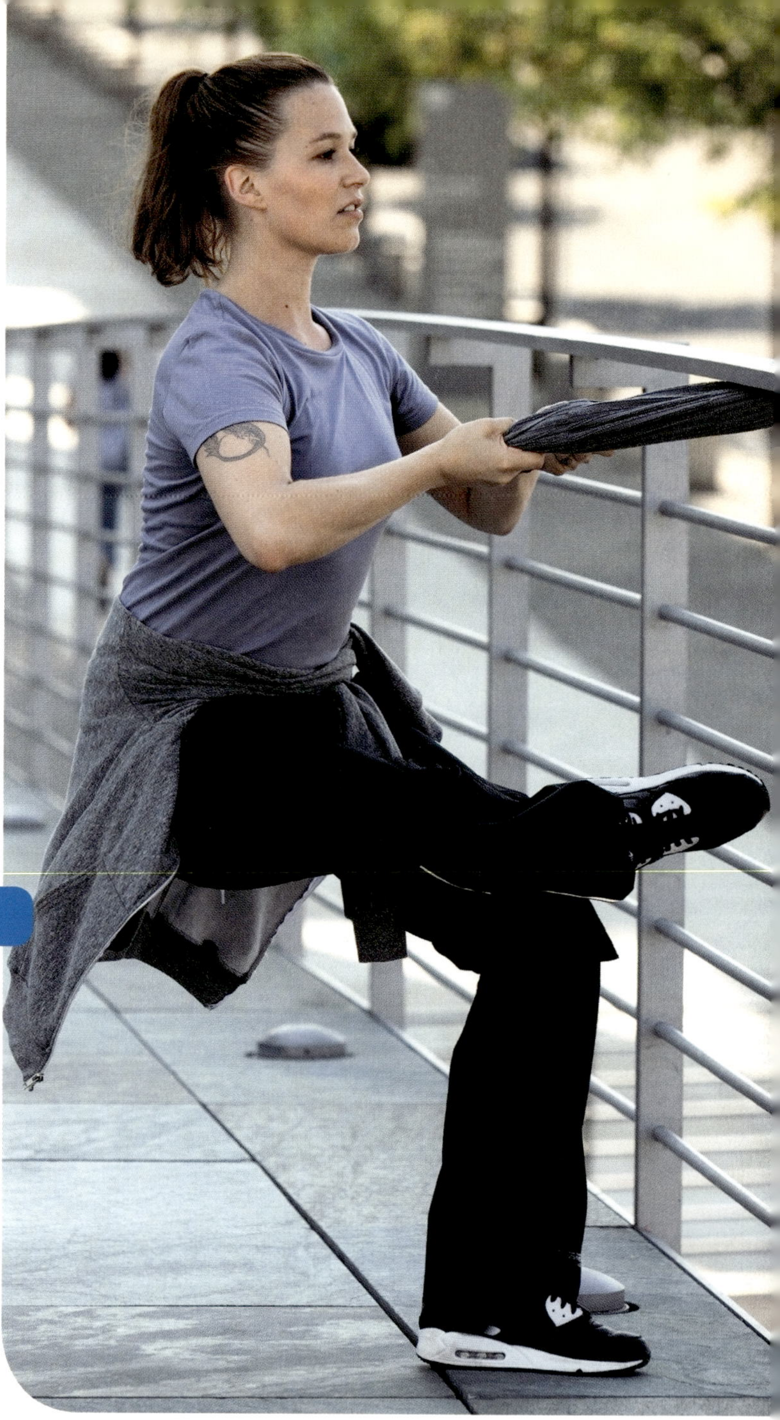

*Mein Tipp: Der Fuß sollte sehr nah
an der Tür stehen. Das Knie vom
Standbein bleibt die ganze Zeit leicht
gebeugt, denn nur dann sind Po und
Schenkel in der richtigen Spannung.*

*Den Rücken immer gerade und unter
Spannung halten.*

... Kick Ass!

FRANKA: Eine typische Karsten-Übung – simpel, und hat es doch in sich. Wichtig ist hier, dass
man nicht schummelt! Wenn man das Standbein beugt (je tiefer, umso fieser!), dann ist das der
beste Weg zum Knackarsch. Ich mache diese Übung immer vor einem Spiegel, damit ich überprüfen kann, ob der Rücken auch wirklich gerade ist. Wenn man die Arme beim Ziehen schön auf
Schulterhöhe hält, hat man bald so schöne Muckis wie Angelina Jolie in »Tomb Raider«.

DOOR LATCH

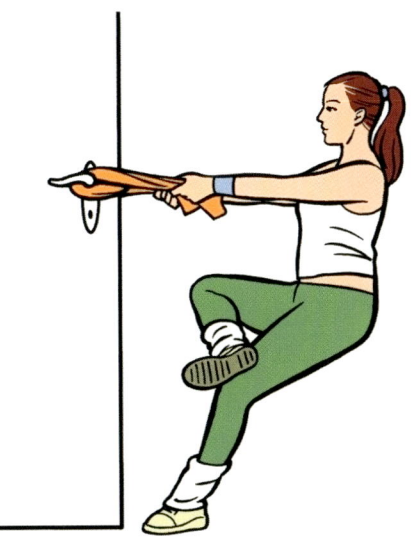

1 Das linke Bein parallel zur Tür stellen und leicht anbeugen. Jetzt den rechten Fuß über das linke Knie legen. Mit festem Griff das Handtuch packen und langsam die Arme ausstrecken. Dabei geht der Körper nach hinten.

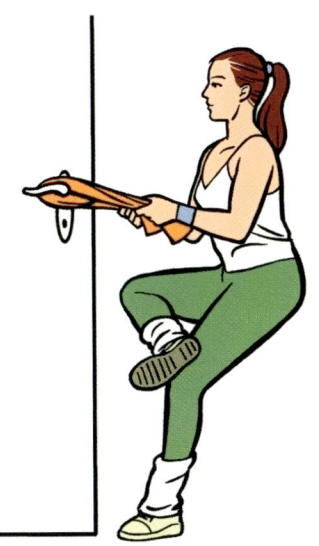

2 Wenn die Arme voll gestreckt sind, zieht man sich wieder zur Tür ran. Ohne Hast, wie eine Palme im Wind.
Bitte nicht vergessen, die Beine mal zu wechseln.

DISZIPLIN oder: JO-JO, WA?!

KARSTEN: Zum Anfang macht alles Spaß: das neue Trainingssystem ist spannend, man kann den Körper spüren, man wird stärker, fühlt sich wohler. Die Waage rast nach unten, denn abnehmen lässt sich mit jeder Diät. Und was kommt nach der Hungerkur?

In den ersten drei Monaten zaubern die ersten Erfolge, die geglückte Umstellung der Ernährung und die positive Veränderung der Figur ein glückliches Lächeln aufs Gesicht. Die Komplimente der Bekannten machen das Durchhalten um einiges leichter.

Die nächsten drei Monate werden schon schwerer. Der Körper wird müde, das Training zur Endlosschleife, und so langsam schwindet auch das Interesse der Freunde am erkämpften Gewichtsverlust.

Noch drei Monate weiter findet man immer öfter wichtige Gründe, die eine oder andere Trainingseinheit ausfallen zu lassen. Und jetzt gibt es die ersten vereinzelten, hämischen Blicke in der Kombination mit den neidlosen Worten: »Jo-Jo, wa?!«

Mittlerweile erkenne ich sehr gut, wenn Franka keine Lust auf das Training hat. Sie versucht mich dann in Gespräche zu verwickeln oder schauspielert mir einen angestrengten Gesichtsausdruck vor. Ein gutes Gegenmittel sind einfach mal ein paar Runden Kickboxen mit Körperkontakt. Das lässt keinen Spielraum zum Quatschen, erhöht die Konzentration und verbrennt auch noch mehr Kalorien.

Disziplin sollte im Training genauso wie bei der Ernährung der engste Verbündete der Lust werden.

Sicherlich ist es schwer, mit dem Training zu beginnen und durchzuhalten, wenn man nie zuvor sportlich war. Sogar unmöglich? Nein, sehr wohl möglich. Mit Disziplin (Lust!) und mit der richtigen Einstellung: Ab jetzt kann ich! Kick Ass!

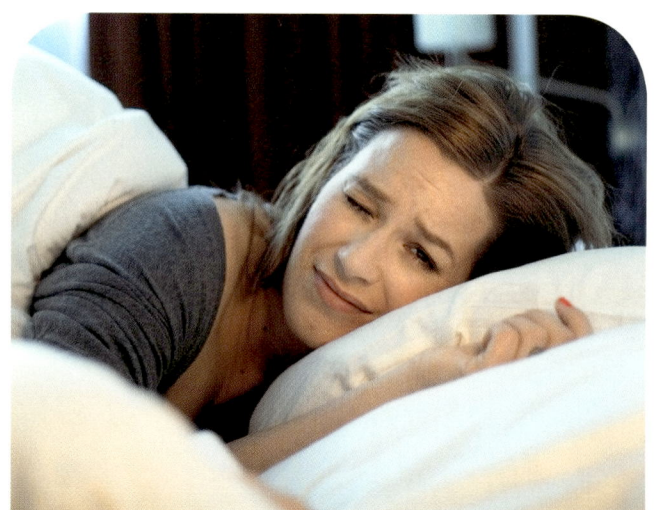
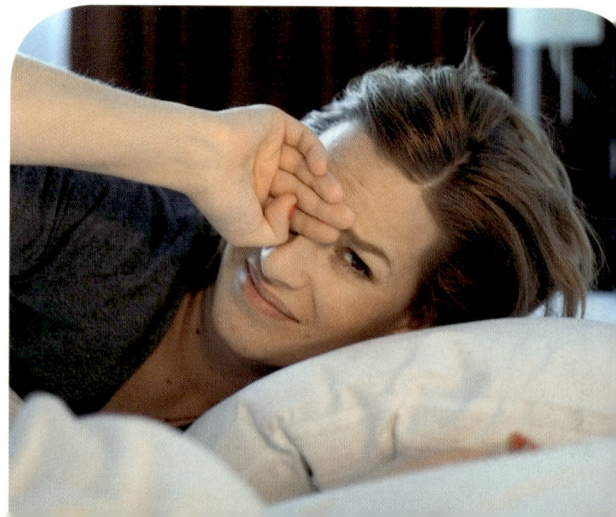

FRANKA: Ich bin nicht besonders diszipliniert, was Sport angeht, leider. Zumindest nicht immer. Es fällt mir schwer, über einen längeren Zeitraum hinweg regelmäßig zu trainieren und auch gesund zu essen. Was kann man tun, um am Ball zu bleiben?

Erst mal muss man sich über Folgendes klar sein: Um Erfolge zu sehen, um wirklich ein gutes Trainingslevel zu erreichen und seine Kondition zu steigern, muss man einfach kontinuierlich trainieren. Das ist so. Da führt kein Weg dran vorbei.

Wie man sich das einteilt, ist eine andere Sache. Man kann zum Beispiel versuchen, jeden Tag 10 Minuten zu trainieren. Oder drei bis vier Mal in der Woche, dann allerdings mindestens 30 Minuten.

Was auch immer man sich vornimmt, dabei sollte man bleiben. Denn jede komplette Woche, in der man faul ist und gar nichts macht, wirft einen im Training zurück. Danach ist es doppelt hart, sich aufzuraffen.

Um es sich leichter zu machen, kann man seinen Trainingsplan an tägliche Rituale koppeln. »Immer 30 Minuten vor der Tagesschau« oder »Immer direkt nachdem ich die Spülmaschine ausgeräumt habe ...«

Sich zu überwinden, tut gut. Ich erinnere mich an die Dreharbeiten zu »The Bourne Identity«, wo nach jedem 12-Stunden-Dreh mein Trainer im Hotel wartete, um mich ins Fitnessstudio zu zerren. Unzählige Male habe ich mich heimlich an ihm vorbeigeschlichen oder so getan, als hätte ich seinen Anruf nicht gehört. Immer war ich zu müde, zu hungrig, zu fertig ... Wenn er es allerdings schaffte, mich zu erwischen und zum Training zu bewegen, war ich jedes Mal überrascht, wie wach ich wurde und wie gut mir die körperliche Herausforderung tat.

Sport am Ende eines anstrengenden Tages ist kein zusätzlicher Stress, sondern bedeutet STRESSABBAU.

Man kommt auf andere Gedanken, fühlt sich ausgeglichener und schläft danach wie in Murmeltier.

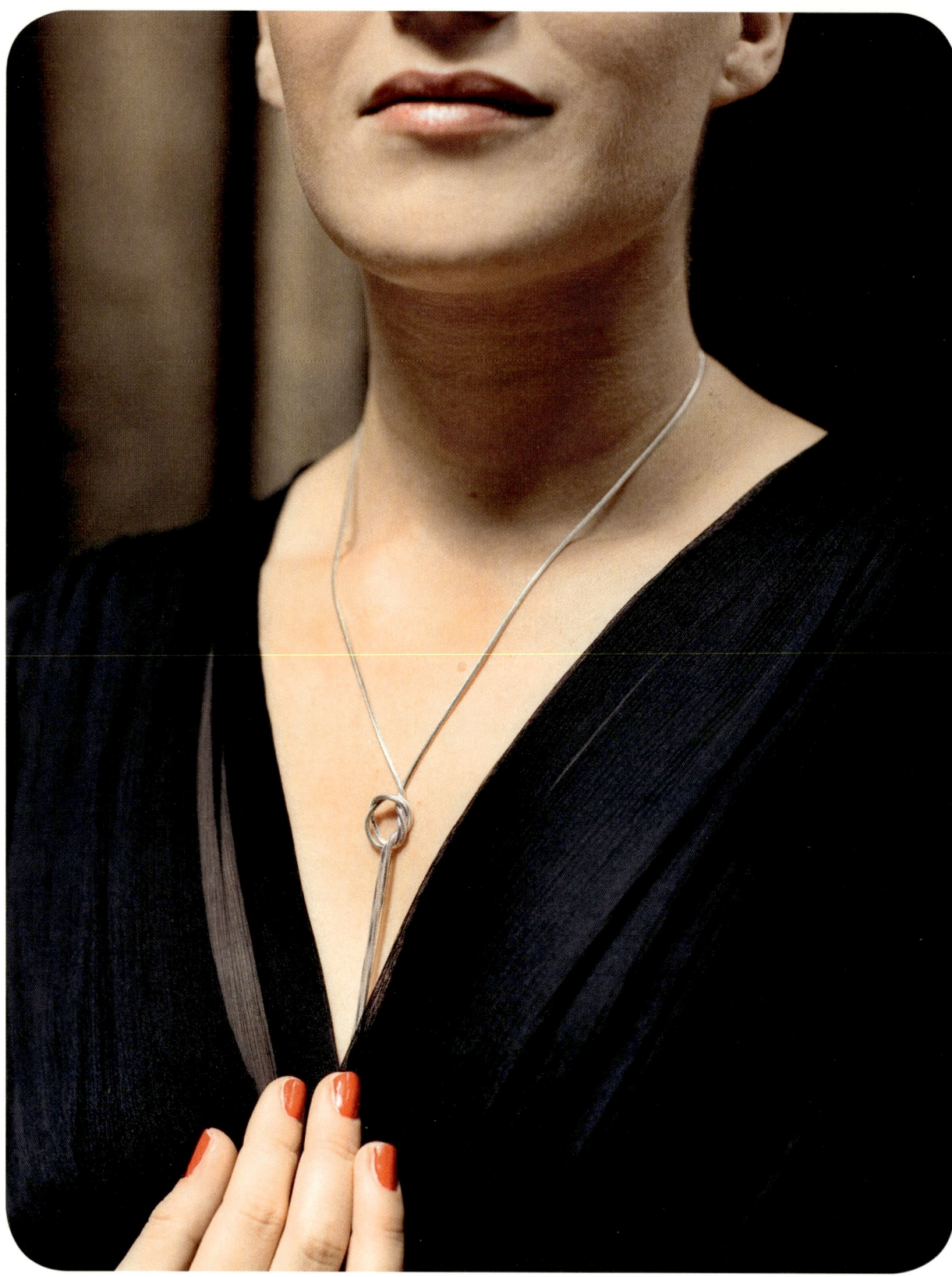

BRUST

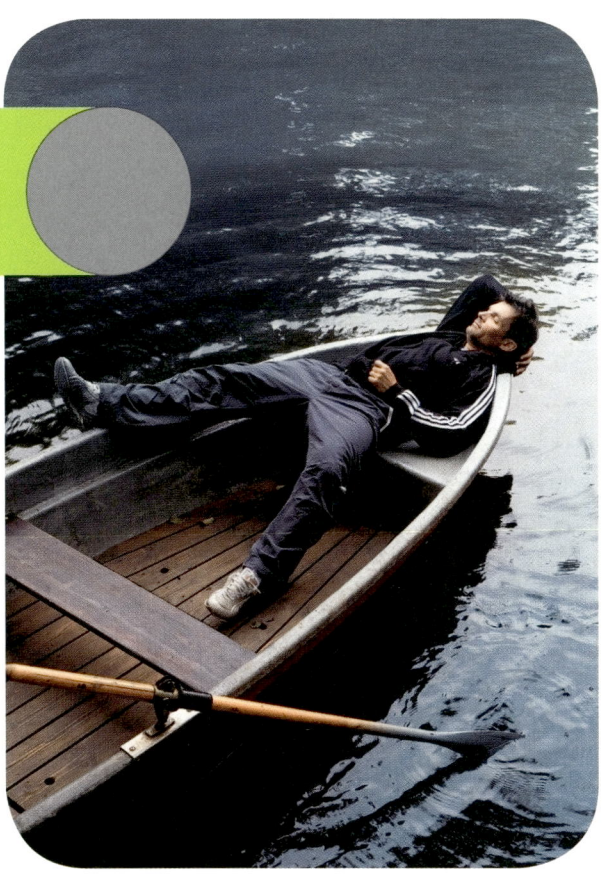

KARSTEN: Um den Brustbereich in Form zu bringen, haben wir zwei Klassiker ausgewählt. Beide Übungen formen die Brust und verbessern durch das Zusammenspiel mit dem Rücken- und Schultertraining die Körperhaltung.

Langsame und gleichmäßige Bewegungen sorgen für einen optimalen Trainingsreiz.

FRANKA: Gerade für uns Mädels ist es nicht so unwichtig, die Brustmuskeln zu trainieren, klar! Starke Brustmuskeln machen ein schönes Dekolleté und beugen »Hängebusen« vor. Da kann man dann auch mal auf einen zwickenden BH verzichten.

SCHMETTERLING

Schöner Name für eine schöne Übung. Als Gewichte werden Bücher verwendet.

Mein Tipp: Diese Übung lebt von der Bewegung, nicht vom Gewicht. Also bitte den ganzen Körper anspannen und die Arme fließend bewegen.

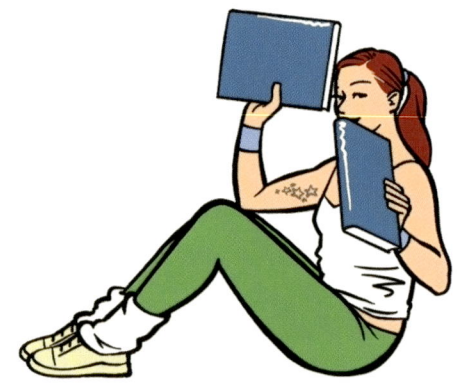

1 Bitte darauf achten, dass die Bücher (wenn gerade kein Buch in der Nähe ist, kann man auch kleine Wasserflaschen benutzen) gleich schwer sind.

FRANKA: Wenn wir hier von Büchern »als Gewichte verwendet« reden, ist hoffentlich jedem klar, dass sich z.B. »Die Buddenbrooks« eher als ein 80-Seiten-Taschenbüchlein eignen ... Also, nicht so zimperlich bitte! Jeder holt jetzt mal den großen Straßenatlas und das fette Märchenbuch hervor und stemmt ein bisschen »Literatur«! ☺

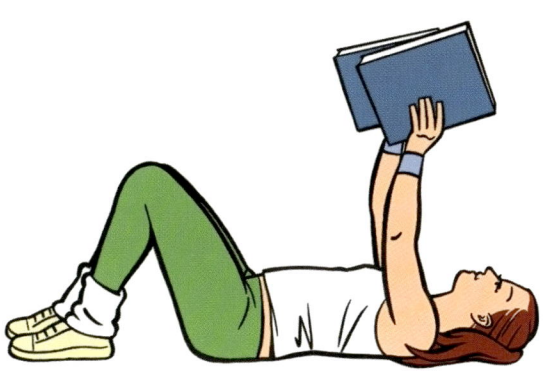 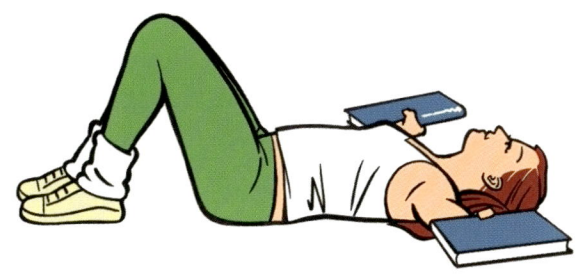

2 Jetzt flach auf den Rücken legen und die Knie anbeugen. Beide Arme mit den Büchern in der Hand in Brusthöhe zur Decke strecken.

3 Beide Arme gleichzeitig und mit leicht gebeugten Ellenbogen zum Boden senken. Bitte ohne Pause und im weiten Bogen in die Ausgangsposition zurückkommen.

PUSH UP

Dieser Push Up ist kein BH, sondern eine Liegestütz-Variante die jeder sofort beherrscht.

1 Man sucht sich eine feste Auflage in Hüfthöhe (zum Beispiel Arbeitsplatte in der Küche) und legt beide Hände in Daumenweite auseinander auf die Kante. Jetzt einen großen Schritt zurücktreten und die Füße eng nebeneinanderstellen.

Mein Tipp: Wenn die ganze Bewegung am Anfang zu schwer ist, einfach mit der halben Bewegung üben.

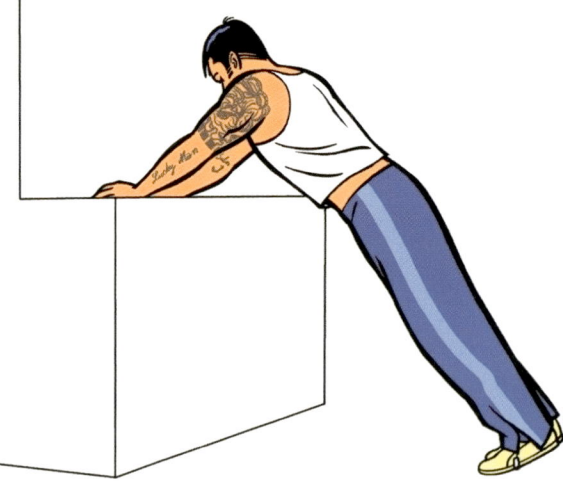

Füße eng zusammen und auf die Fußspitzen stellen. Beine anspannen.

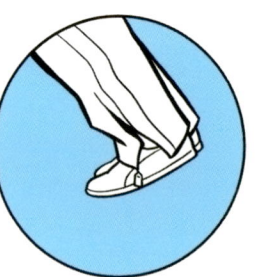

2 Den Oberkörper bis zur Brust absenken und sofort ohne Schwung wieder nach oben drücken. Die Ellenbogen bleiben am Körper.
Die Körpermitte und die Oberschenkel immer in Spannung halten.

3 Kurz halten und die Brust ein Mal ganz bewusst anspannen. Jetzt langsam wieder abbeugen. Rhythmische Push Ups locken den Schweinehund aus der Hütte.

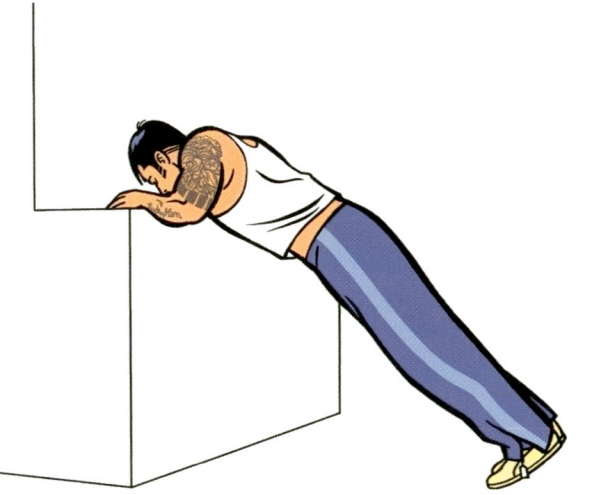

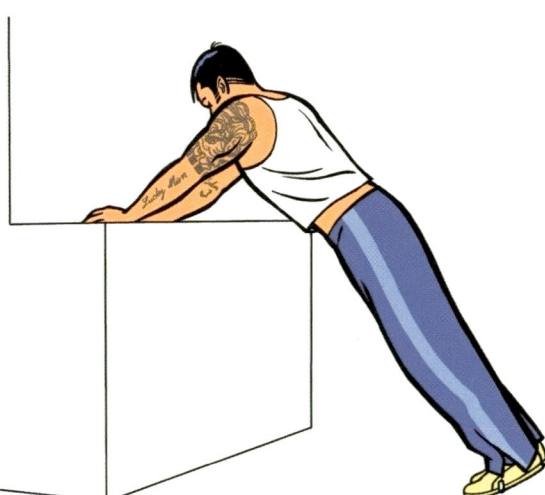

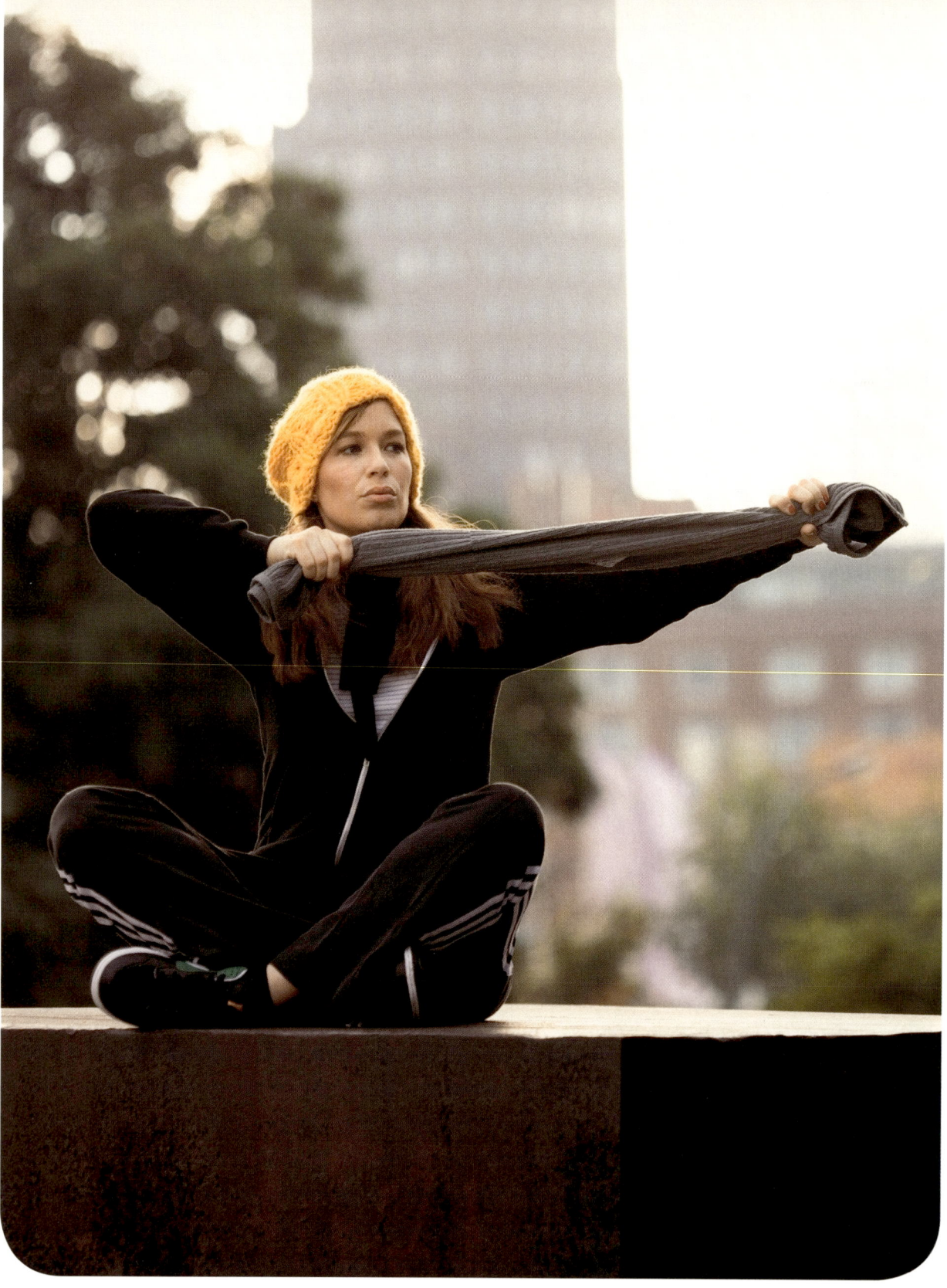

ARME

KARSTEN: Die beiden Übungen trainieren den vorderen und hinteren Oberarm.

Wer jetzt denkt: »AU WEIA, ich will aber keine Gladiatoren-Arme bekommen!«, den können wir beruhigen. Diese beiden Übungen werden lediglich die Armkraft steigern, was sich positiv auf das gesamte Workout auswirkt, weil man andere Übungen kontrollierter ausführen kann.

FRANKA: Schöne, definierte Arme sind doch etwas Feines! Sie müssen ja nicht gleich so aussehen wie die von Madonna, trotzdem lohnt es sich, der Armmuskulatur ein wenig Aufmerksamkeit zu schenken.

Meiner Erfahrung nach zeigen sich bei den Armmuskeln recht schnell Ergebnisse. Ein trainierter Körper beschränkt sich eben nicht nur auf »Bauch/Beine/Po«.

Wichtig ist auch hier, die Übungen besonnen und genau auszuführen, da man sich sonst schnell den Nacken oder Rücken verzerrt.

SCHWERPUNKT TRIZEPS

Wir brauchen wieder einmal das Handtuch.

Mein Tipp: Unbedingt die Spannung halten.

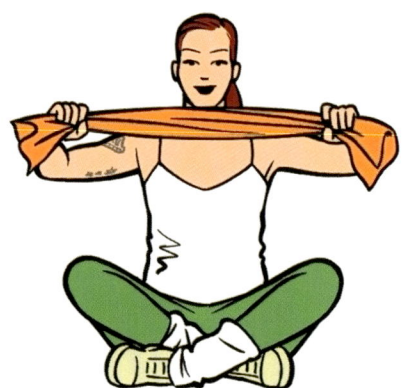

1 Bitte mit geradem Oberkörper sitzen und das Handtuch im Obergriff fest halten. Jetzt beide Ellenbogen auf Schulterhöhe anheben und die Fäuste nach vorne richten.

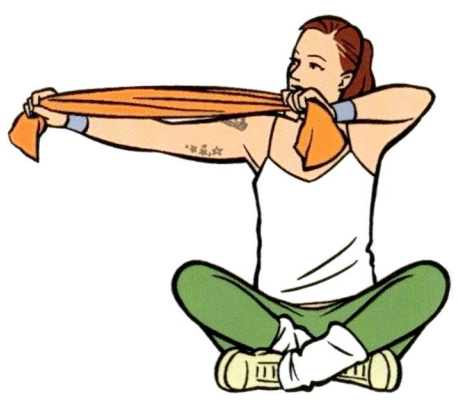

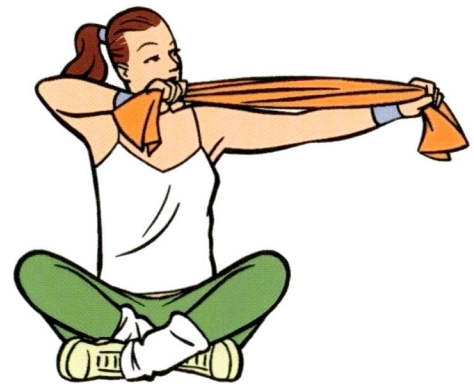

2 Den rechten Arm mit Kraft nach rechts ausstrecken, während der rechte Arm dagegen hält, also eine Gegenspannung aufbaut.

3 Wenn der rechte Trizeps brennt, dann die gleiche Bewegung nach links machen. Nach dieser Übung wird jeder wissen, wo der Trizeps sitzt.

SCHWERPUNKT BIZEPS

Ja,ja, das Handtuch …

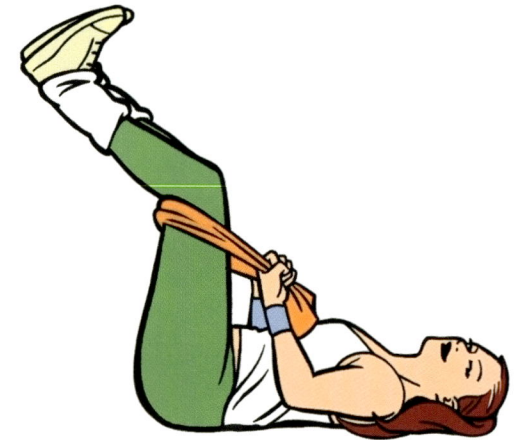

Mein Tipp: Volle Konzentration auf die Oberarme.

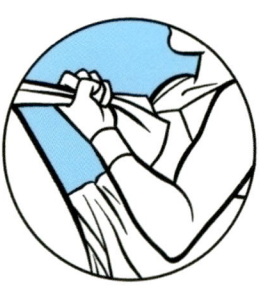

Hammergriff

1 Bitte auf den Rücken legen und die Beine zur Decke strecken, die Knie sind leicht gebeugt. Keine Bauchspannung, der Oberkörper liegt entspannt auf dem Boden. Das Handtuch wird um die Kniekehlen gelegt und an den Enden mit beiden Händen im Hammergriff festgehalten.

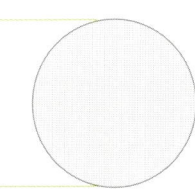

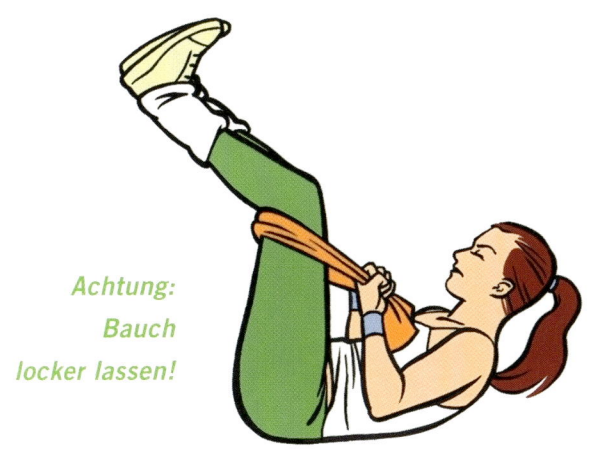

Achtung:
Bauch
locker lassen!

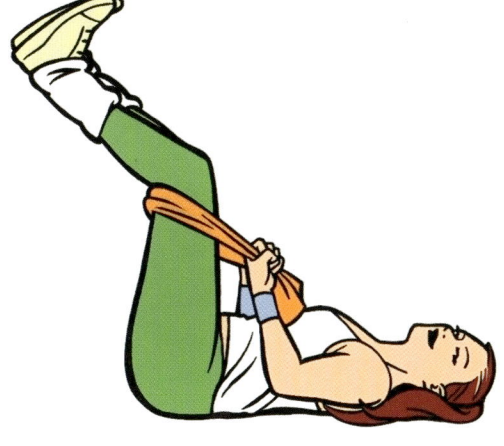

2 Die Ellenbogen zeigen zum Boden und bleiben am Körper. Beine nicht bewegen. Gleichmäßig den Oberkörper mit Armkraft zu den Oberschenkeln ziehen.

3 Mit Armspannung langsam wieder zurück auf den Rücken rollen und gleich wieder anziehen.

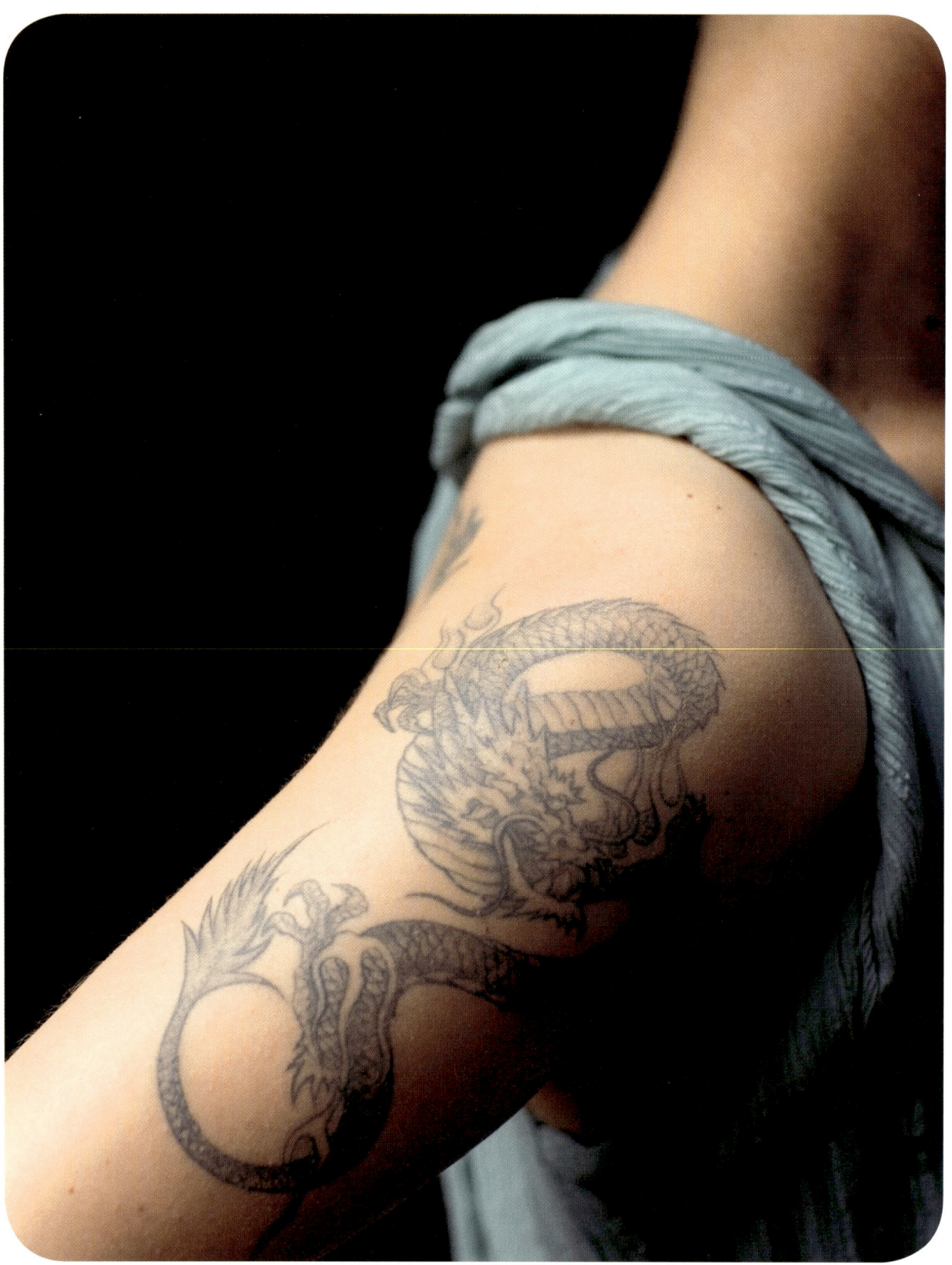

SCHULTERN

KARSTEN: Hängende, schlaffe Schultern ziehen einen runter und können die ganze Körperhaltung negativ beeinflussen. Unsere Schulterübung stärkt den gesamten Schultergürtel und wird Verspannungen lösen.

Hier sind langsame Bewegungen gefragt, man muss die Schulter fühlen.

FRANKA: Ich finde das Trainieren der Schultermuskulatur vor allem beim Dehnen und Relaxen ganz wichtig. Dazu gehört eine tiefe, regelmäßige Atmung. Damit unsere vom Dauerstress ständig hochgezogenen Schultern langsam wieder entspannt in ihre Ausgangsposition kommen.

COLLAR PADDLE

Schultertraining mit dem Handtuch - eine einfache Übung mit großer Wirkung.

1 Den rechten Arm in Schulterhöhe gerade vorstrecken. Die rechte Hand greift von unten ein Handtuchende. Mit der linken Hand das andere Handtuchende im Obergriff festhalten und den ausgestreckten Arm kurz über dem Boden halten.

Mein Tipp:
Handtuch fest greifen
und darauf achten,
dass das Handgelenk
dabei immer gerade
bleibt.

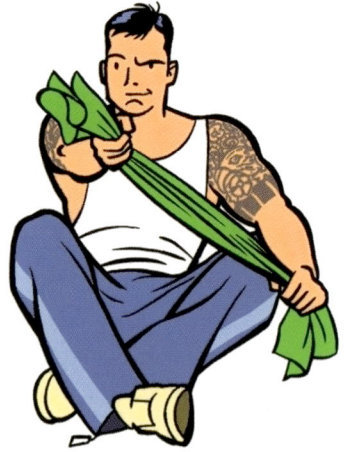

2 Den rechten Arm auswärts nach oben ziehen, langsam und kraftvoll. Der linke Arm folgt einfach der Bewegung und dient als Gegengewicht.

3 Jetzt geht's genau andersherum. Der linke Arm geht gestreckt zurück in die Ausgangsposition nach unten. Bitte wieder darauf achten, die Übung langsam und kraftvoll durchzuführen. Wenn die Schultern schreien, bitte die Position wechseln.

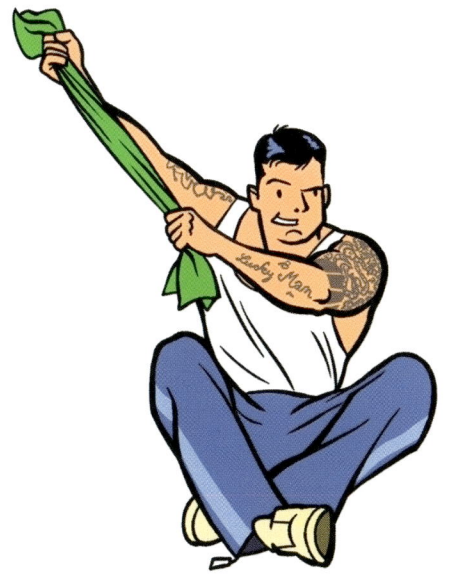

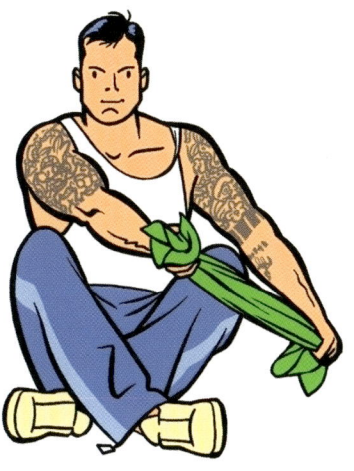

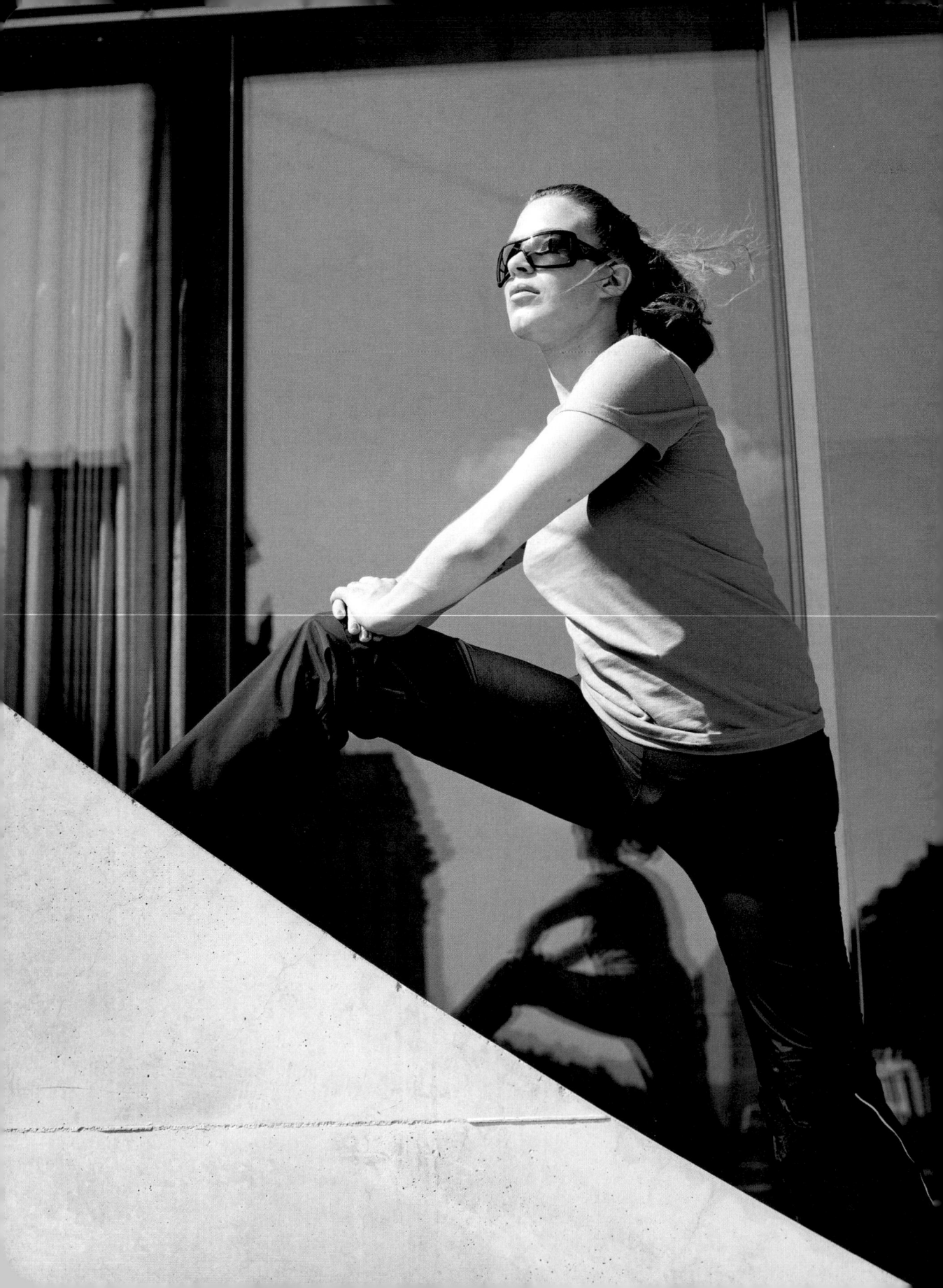

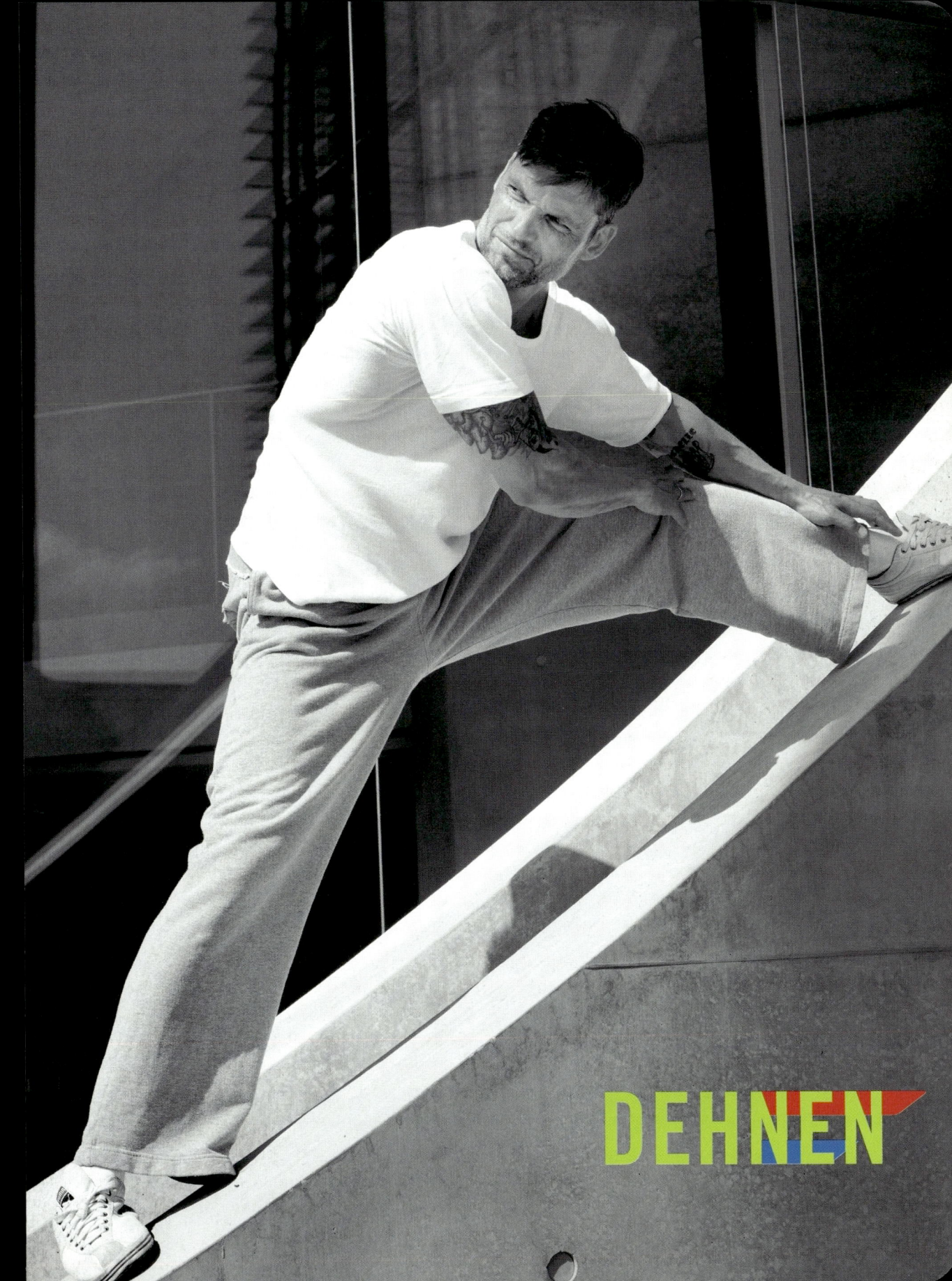

DEHNEN

BODY STRETCH

KARSTEN: Ausdehnen, sich strecken – mach dich lang!

Das Ausdehnen ist ein wichtiger Teil des Workouts. Bitte genauso korrekt weitertrainieren. Ausdehnen ist eine Sache des Körpergefühls. Also langsam in die Übungen gehen und in der größten Spannung maximal 20 Sekunden halten.

Die Dehnübungen bitte als Kreistraining durchführen, also jede Übung in der angegebenen Reihenfolge ein Mal durchführen und dann noch einmal von vorne beginnen.

BODY STRETCH: Hier werden die hinteren Oberschenkel, die Waden und der Rücken gedehnt. Die Positionen sollten sehr langsam gewechselt werden. Die Dehnung etwas länger halten.

Fußspitzen anziehen

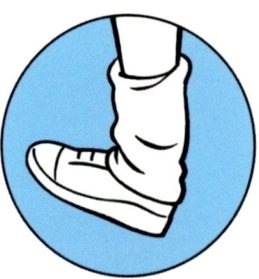

Mein Tipp: Den Brustkorb leicht nach unten drücken.

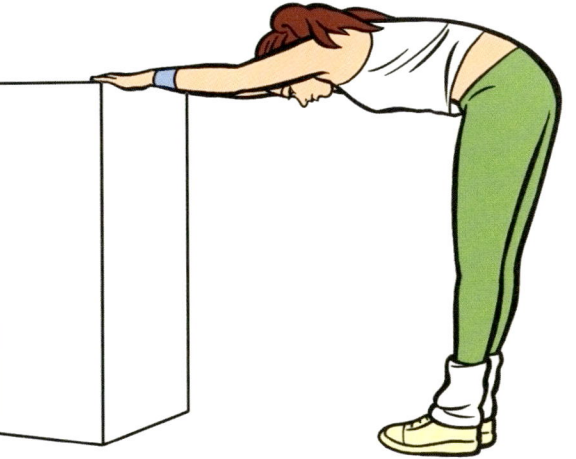

1 Auf einer hüfthohen Ablage (Tisch) beide Hände schulterweit auseinander ablegen. Einen großen Schritt zurücktreten und beide Füße eng aneinanderstellen. Den Po nach hinten strecken, bis der Oberkörper lang ausgestreckt ist. Die Fußspitzen anheben und den Körper so weit wie es geht nach hinten dehnen.

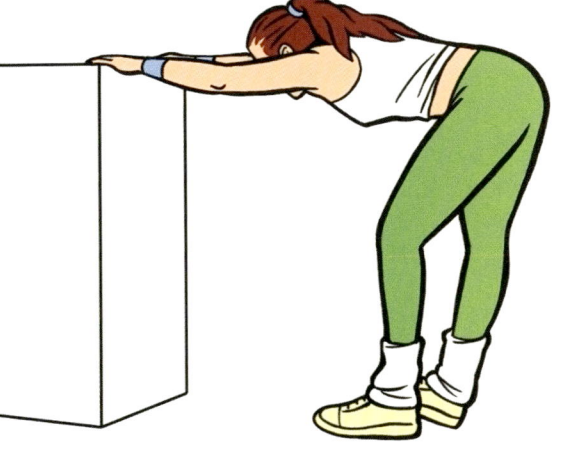

2 Das rechte Bein bleibt stehen. Jetzt das linke Bein leicht anbeugen und den Fuß voll auf den Boden stellen. Die Hüfte weit hinten lassen. Die Position halten, halten ... und langsam zum anderen Bein wechseln.

POWER-GRÄTSCHE Oberschenkel- und Wadendehnung.

Und die Bauchmuskeln sagen auch Dankeschön!

Mein Tipp: Bitte den Nacken locker lassen.

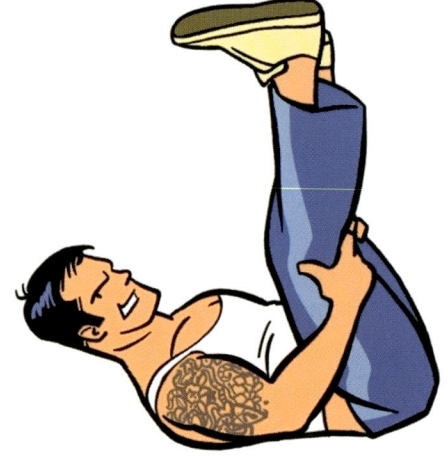

1 Bitte auf den Rücken legen und die Beine zur Decke strecken. Mit den Händen in die Kniekehlen greifen und den Oberkörper leicht anbeugen (Bauchspannung).

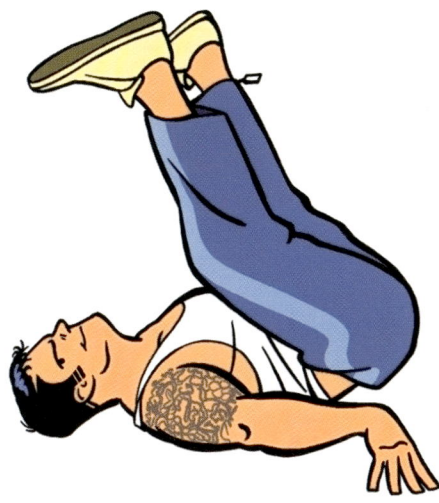

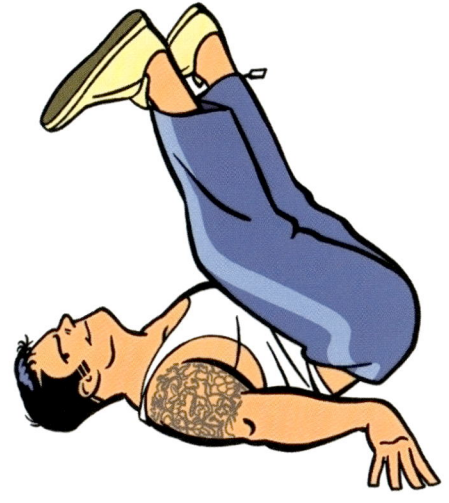

2 Jetzt die Beine seitlich aufgrätschen und die Fußspitzen anziehen. Die Arme lösen und seitlich absetzen. Beide Oberschenkel langsam und gestreckt Richtung Kopf anziehen und den Po leicht anheben.

3 Der Kopf liegt locker auf dem Boden. Die Knie so gut es geht durchdrücken und dabei die Fußspitzen zur Nase ziehen. Maximal 30 Sekunden halten.

BACKTWIST

Hier werden der Schultergürtel und die Rumpfmuskulatur gedehnt.

1 Wir stehen mit den Füßen schulterweit auseinander und machen mit dem rechten Bein einen großen Ausfallschritt nach vorne. Beide Arme schwingen mit und werden in Schulterhöhe nach vorne ausgestreckt.

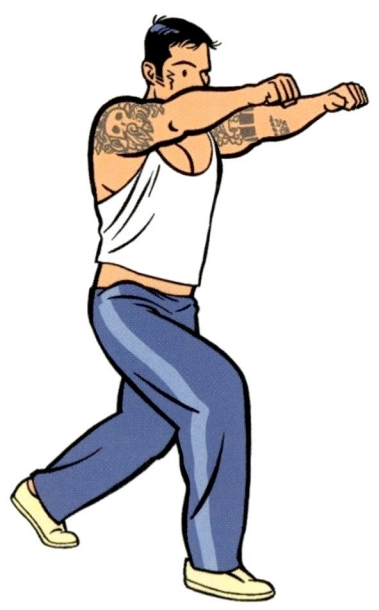

2 Jetzt den Oberkörper mit gestreckten Armen nach rechts drehen. Langsam weiter drehen, bis wir nach hinten schauen können. Bis 5 zählen.

3 Lösen, Beine wechseln und zur anderen Seite wiederholen.

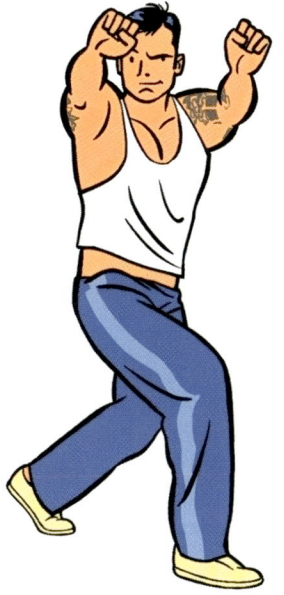

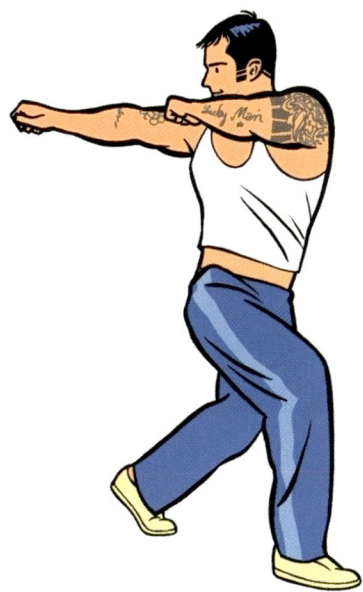

WAS IST EIGENTLICH NACHTS LOS?

Muss ich vor Mitternacht ins Bett? Ist der Tiefschlaf wichtig? Wie viel Schlaf brauche ich? Und was passiert mit meinem Körper, wenn ich schlafe?

Wir sind entweder **Kurzschläfer** (das heißt wir brauchen etwa sechs Stunden Schlaf und erreichen die größte Schlaftiefe nach dem Einschlafen) oder **Langschläfer** (mit ungefähr neun Stunden Schlaf und der größten Schlaftiefe gegen Morgen). Wenn man erst einmal herausgefunden hat, zu welcher Gruppe man gehört und es schafft, sich darauf einzustellen, ist man um einiges entspannter.

Laut Statistik hat man bei sieben Stunden Schlaf die höchste Lebenserwartung.

Wenn man den Körper an regelmäßige Schlaf-zeiten gewöhnt hat, kann einem der Alltagsstress fast nichts mehr anhaben.

Energiekick zwischendurch

Mit einer kleinen Schlafpause am Tag, egal wo, holt man sich schnell frische Energie. Diese kleine Energiekur dauert so um die fünf Minuten. Man setzt sich in einen Stuhl, lehnt sich zurück und hält locker einen Gegenstand (beispielsweise ein Schlüsselbund) in der Hand. Wenn der Körper sich entspannt, fällt der Gegenstand runter, und man wacht auf. Ist keine große Sache, aber sie wirkt.

Verpassten Nachtschlaf kann man aber nicht wieder aufholen. Eine erholsame und lange Nacht kann die unruhigen und kurzen Nächte zuvor nicht wieder-gutmachen. Schlafverlust über längere Zeit hat negative Auswirkungen.

Was passiert im Schlaf?

Wachen und schlafen, anspannen und entspannen, Hektik und Ruhe – im Schlaf werden die täglichen Erlebnisse verarbeitet und abgespeichert. Der Körper ruht aus, Stoffwechsel und Blutdruck werden heruntergefahren, sprich, das Herz schlägt langsamer, und die Muskulatur entspannt sich. Trotzdem bewegt sich der Körper in der Nacht: vier bis zwölf Drehungen sind normal, dreht und wälzt man sich öfter, ist meist die Matratze schuld.

Schlafen bedeutet Wiederherstellung und Erneuerung. Die körpereigenen Reparaturprogramme laufen auf Hochtouren.

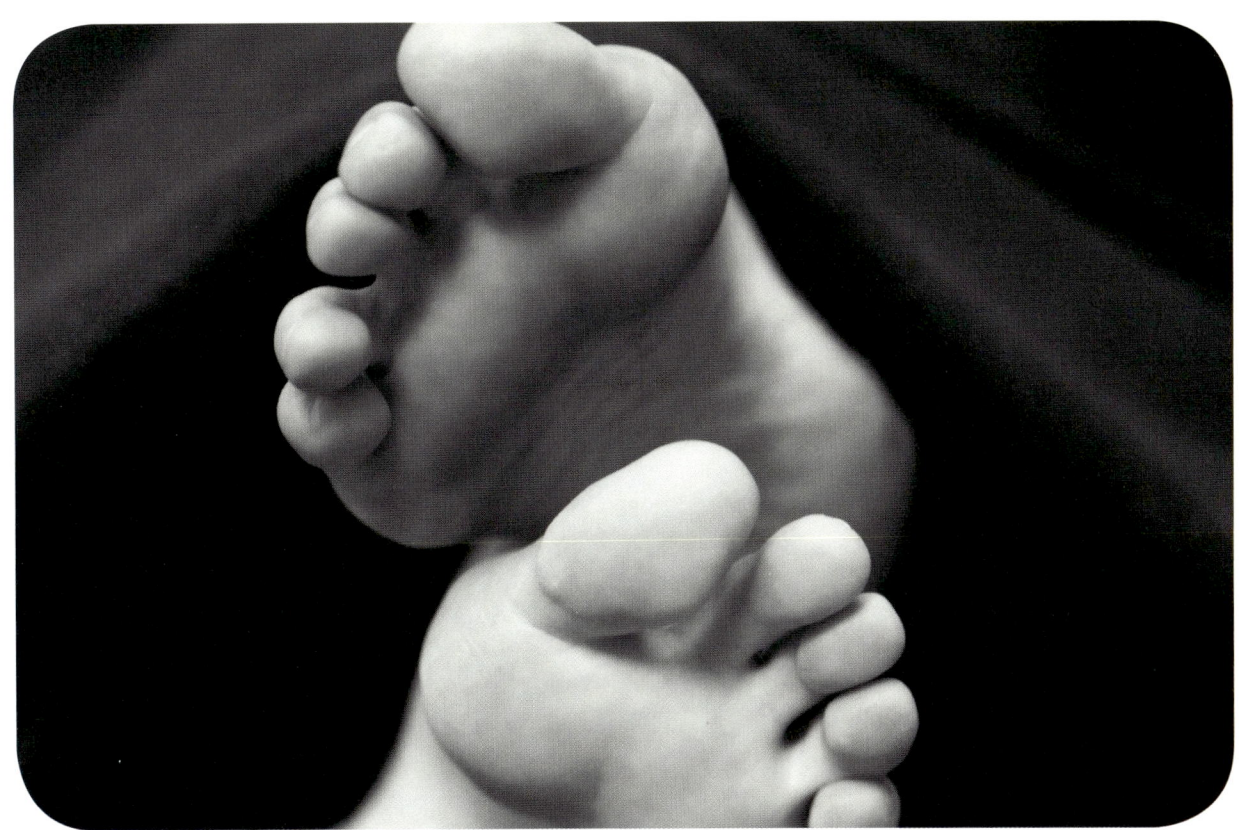

Schlaftipps

Manchmal sind es die kleinen Dinge, die einen besser schlafen lassen:

- Für absolute Ruhe im Schlafgemach sorgen.
- Immer vor dem Zubettgehen lüften.
- Auf die richtige Temperatur im Schlafzimmer achten – die optimale Schlaftemperatur liegt zwischen 15 und 18 Grad.

Erholt aufwachen

Für das erholte Aufwachen am Morgen ist zwar der Tiefschlaf in der ersten Nachthälfte sehr wichtig, der muss aber nicht unbedingt vor Mitternacht sein.

Entscheidend ist nicht, wie lange man schläft, sondern wie gut. Und wenn das mit dem erholten Aufwachen mal nicht klappt – nicht so schlimm, es gibt ein paar Mittel, die einfach sind und sehr gut wirken. Eines zum Beispiel ist Omas morgendliche Wechseldusche. Die Temperaturwechsel müssen nicht bis zur Schreigrenze gehen, sollten aber morgens mit dem kalten Wasserstrahl beendet werden.

Nicht ganz so einfach ist es, wenn man mitten in einer Schlafphase geweckt wird. Eine Schlafphase dauert 90 Minuten, wacht man mittendrin auf, zum Beispiel durch einen Traum, fühlt man sich total matt und kommt nicht in Schwung. Klingelt der Wecker jedoch an der Spitze der 90 Minuten, ist man sofort wach und geht voller Energie in den Tag.

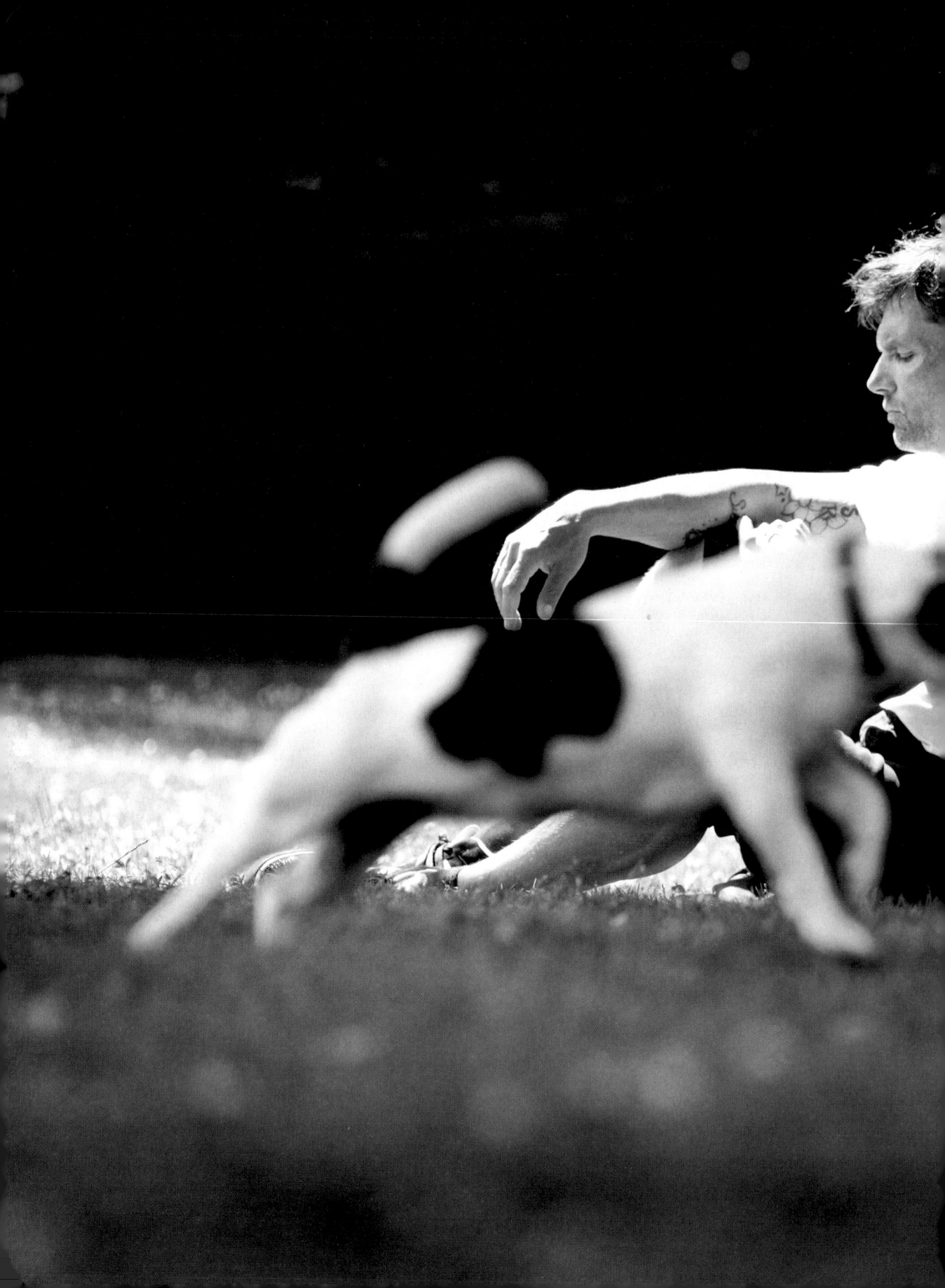

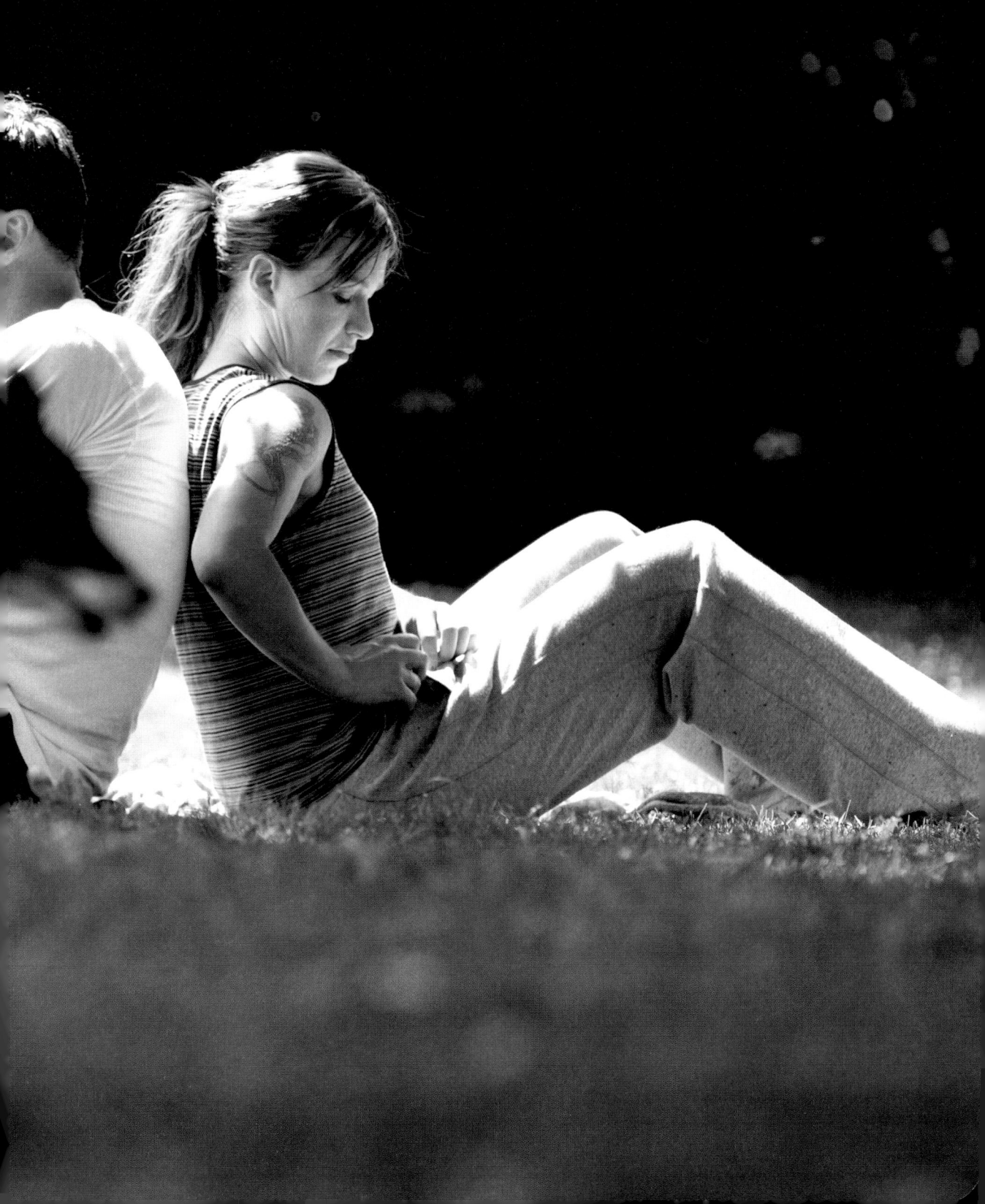

RELAXEN

ENTSPANNEN, BITTE!

KARSTEN: Von der Ruhe: »Der Mensch ist nicht immer aktiv, die Natur hat ihm Unterbrechungen vorbestimmt und lässt seine Aufnahmefähigkeiten nach gewissen Intervallen enden. Nach Art der Sensationen, die er empfängt, können diese Intervalle wachsen, aber jede Kontinuität erzeugt den Wunsch nach Ruhe. Ruhe wird Schlaf, Schlaf wird Traum.« *Brillat-Savarin*

Ok, jetzt herrscht Aufbruchstimmung. Der Körper soll trainiert werden, und mit dem gesunden Essen wird auch nicht lange gefackelt. Super, aber bitte eines nicht vergessen:

==Entspannen und Energie tanken, sich einfach einmal Zeit nehmen gehört auch dazu und bedeutet mehr Lebensqualität.==

Die meisten meiner Klienten unterschätzen das Entspannen nach dem Training oder halten es sogar für Zeitverschwendung. Sie merken allerdings schnell, dass ein Saunabesuch, eine Wellness-Massage oder ein Aromabad die kleinen Energieräuber vertreiben kann und man umso frischer wieder loslegen kann.

FRANKA: Ich finde, wer sich abmüht, schwitzt und hart trainiert, hat hinterher natürlich Entspannung verdient! Und mindestens genauso lange und voller Genuss. Relaxing ist für die Muskeln genauso wichtig wie das Training selbst. Man kann nachspüren, wie sich der Körper nach dem Training fühlt und einfach mal stolz auf sich sein, dass man sich zum Training aufgerafft hat.

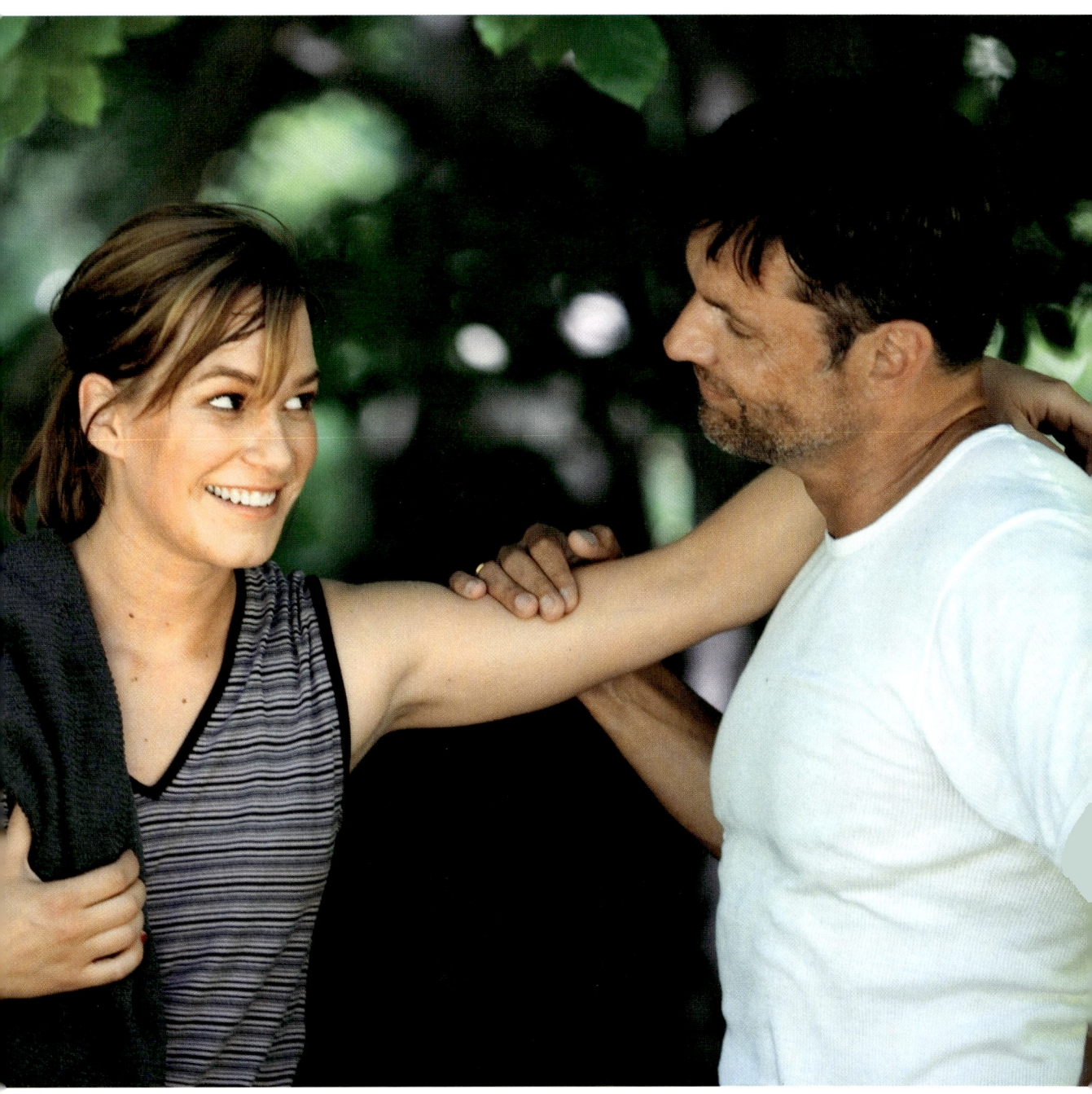

ENTSPANNUNGSTIPPS

KARSTEN: Ab in die Badewanne! Ätherische Öle können beruhigend wirken und in 37 Grad warmem Wasser sehr schnell für echte, tiefe Entspannung sorgen.

Zum Beispiel so:

Einfach und gut – fünf Tropfen Majoran- und zehn Tropfen Lavendelöl in das Badewasser geben und 15 Minuten lang entspannen.

Genießer machen es so – drei bis vier Liter Vollmilch in das Badewasser mischen und zehn Tropfen Macadamia-Nussöl dazugeben. 15 Minuten entspannen und danach eine kurze Wechseldusche. Das sind 20 Minuten Auszeit mit anschließendem Energieschub.

Oder kurz mal raus aus dem Büro ...

Mal Luft holen, das haben die meisten Menschen im Urban City Lifestyle verlernt. In vielen Kulturen ist das tiefe Durchatmen ein wichtiger Teil der Entspannung. Eine schöne und schnell wirksame Methode, sich mal kurz wieder ins Gleichgewicht zu bringen, sind die *Sechsunddreißig Atemzüge* aus dem Jin Shin Jyutsu.

Bei dieser Methode zählt man das gleichmäßige und tiefe Ausatmen (> Eins, ausatmen, einatmen. > Zwei, ausatmen, einatmen etc.). Während des Atmens zählt man bis 36, nach einigen Atemzügen merkt man, wie die Atmung tiefer und rhythmischer wird. Eine tolle Methode für eine schnelle Entspannung.

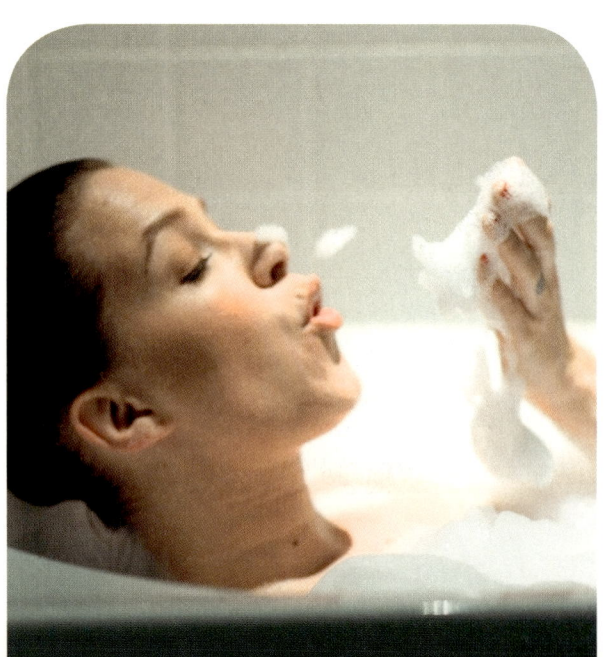

FRANKA: Ich bin absoluter Badewannenfan! Außerdem schützt eine heiße Relaxwanne vor zu fiesem Muskelkater! Mein Tipp: Badesalz aus dem Toten Meer, ein absoluter Muskelkater-Killer. Dazu eine Kerze an, gute Musik auf die Ohren, und man hat sich eine Menge Gutes getan.

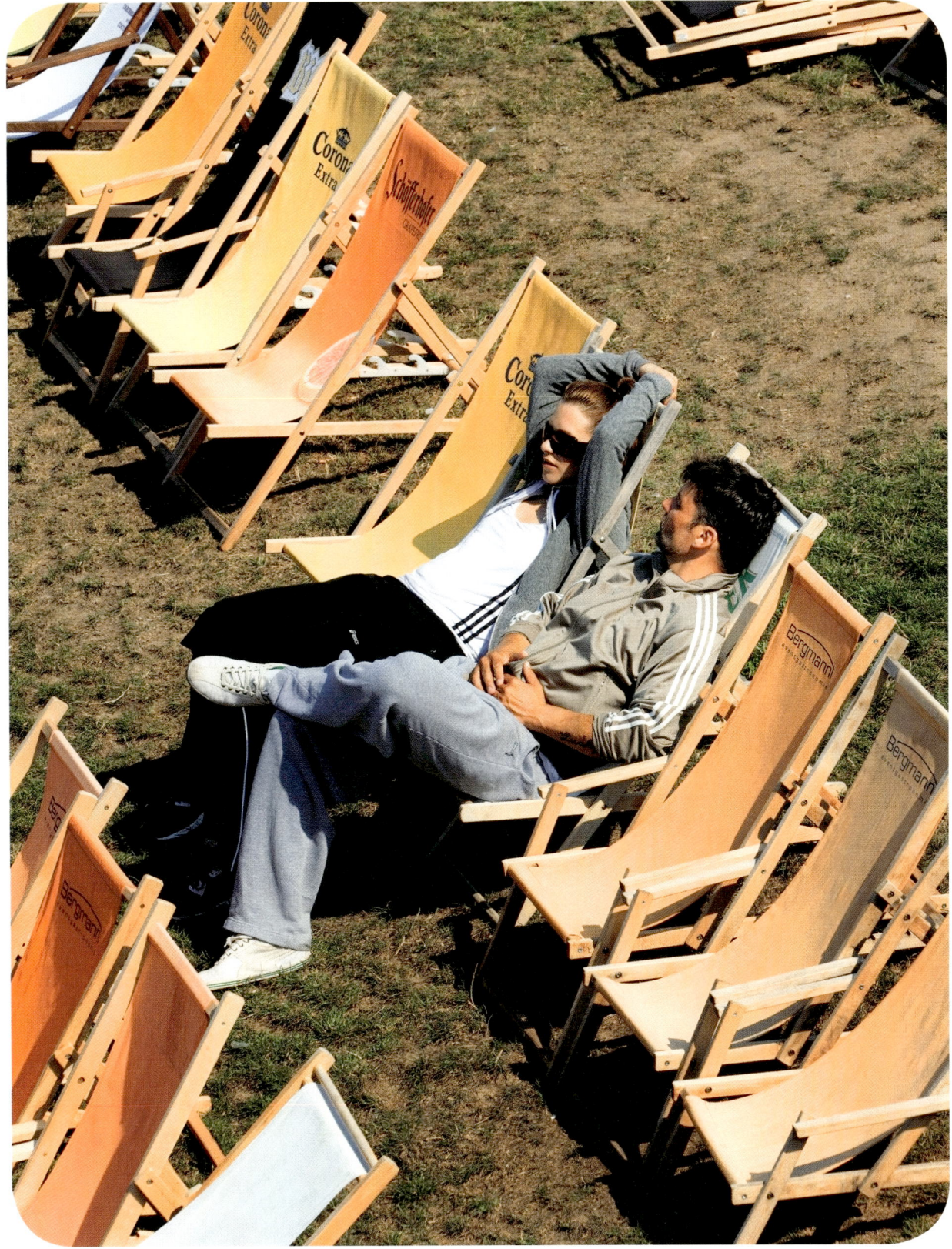

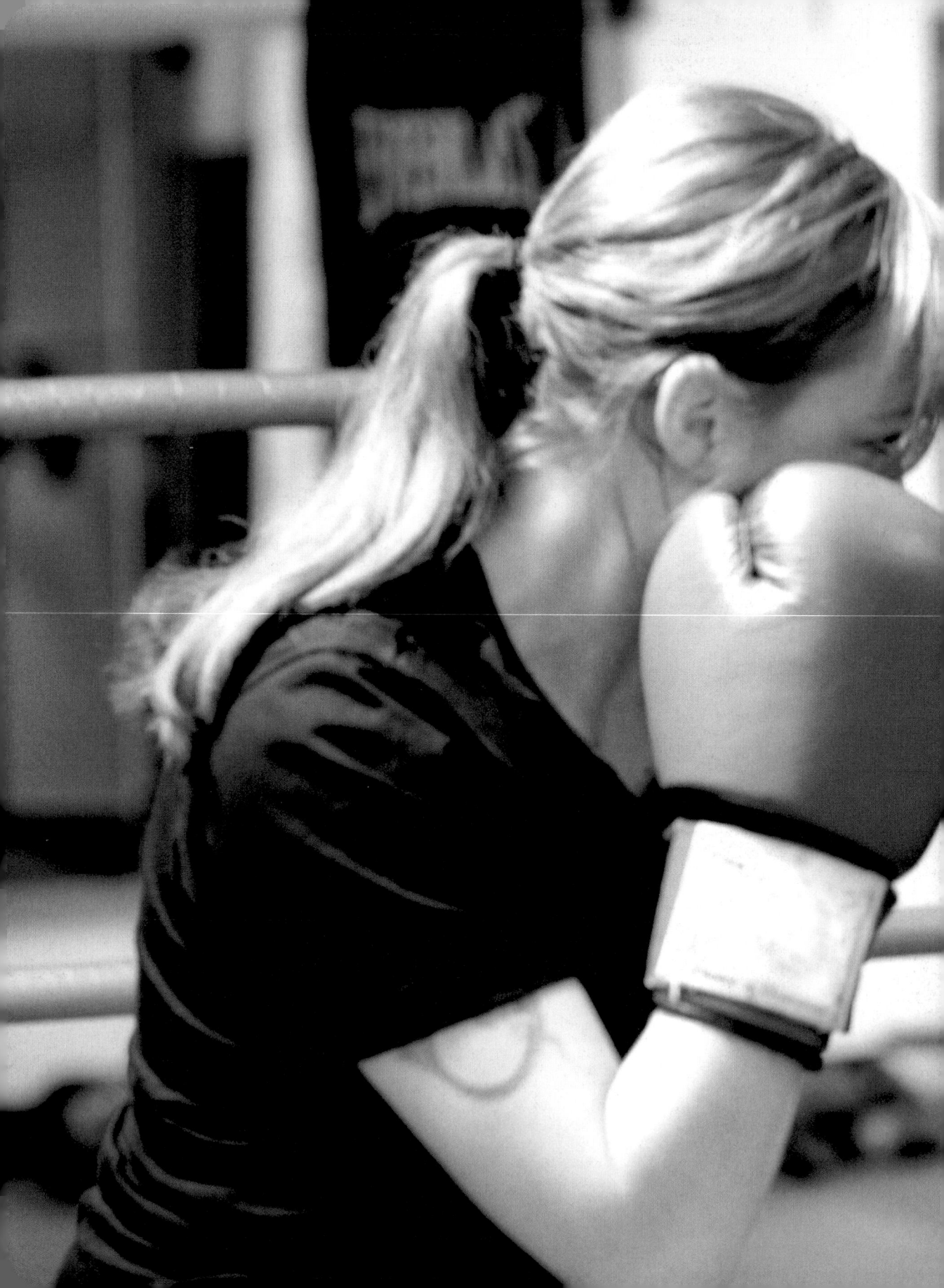

POWERTRAINING

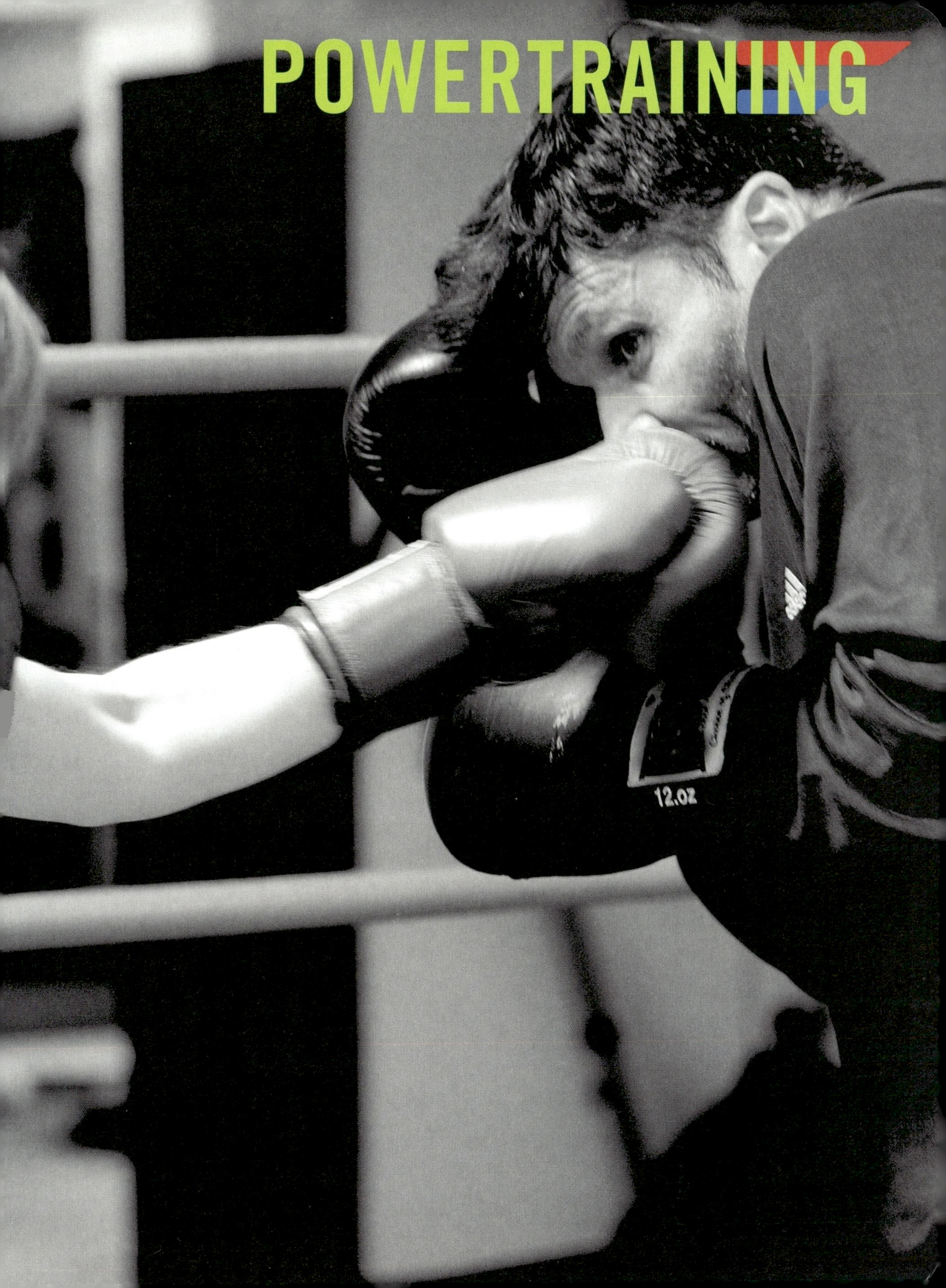

ZIRKELTRAINING

KARSTEN: Der Drang sich zu bewegen steckt in jedem – leider geht er bei den meisten oft schon in der Jugend oder im frühen Erwachsenenalter verloren.

Als ich Franka auf den zweiten Teil von »Bourne« vorbereitet habe, wollte ich, dass sie beim Training an ihre Grenzen geht, und habe für sie einen Trainingszirkel zusammengestellt. Es waren sieben oder acht verschiedene Stationen, und Franka war am Anfang sehr zurückhaltend, aber nach der ersten Runde zeigte sich ein leichtes Lächeln in ihrem Gesicht, und sie hat richtig Gas gegeben.

Wenn die Übungen effektiv sind, also auch spürbar, dann entwickelt sich schon nach der ersten Runde eine Eigendynamik, die ungeahnte Energie frei-setzt. Man spürt dann:

ICH TUE WAS FÜR MICH!

Für mich ist der Zirkel die beste Methode, den Körper richtig auszupowern.

Bitte beachten: Um den Körper immer wieder neu zu belasten, wird der Zirkel immer mit einer anderen Übung aus dem Programm begonnen. Bei den Wiederholungen bitte nicht zählen, sondern lieber auf die korrekte Ausführung achten. Immer direkt wechseln, also ohne Pause von einer Übung zur nächsten übergehen. Dabei ist es eine große Hilfe, wenn man sich die Stationen schon vorher aufbaut.

Egal wie, 2-3 Mal in der Woche auspowern hat Suchtpotential! Und jetzt: Kick Ass!

FRANKA: Das Powertraining hat's tatsächlich in sich! Wer da nicht ins Schwitzen kommt, macht was falsch!

Die folgenden Übungen sind super für den Po und die Oberschenkel. Karsten fängt besonders beim Powertraining gerne an, mich zu ärgern ... Entweder er tut völlig gelangweilt und teilnahmslos, während ich mich vor seiner Nase total abkämpfe und schwitzend die Beine schwinge, oder er provoziert

mich und gibt Kommentare ab wie: »Wann fängste denn nu' endlich an? Ick waaarte ...«

Wer keinen Motivator wie Karsten vor Ort hat, kann auch einfach coole Musik aufdrehen.

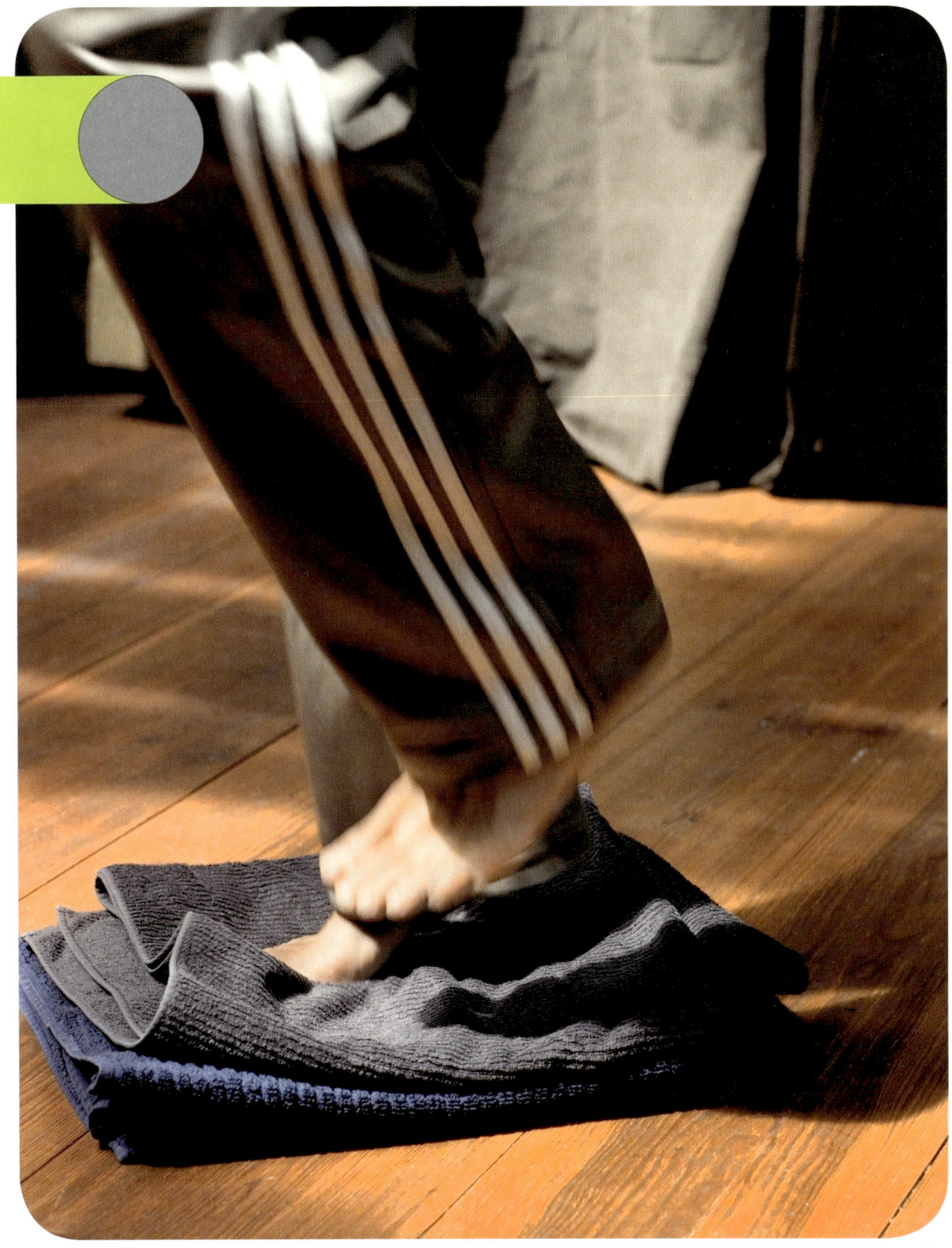

POWER-SHAKING

So, so, also doch im Powerbereich angekommen. Freut uns! Look Out: Wir brauchen drei Badetücher, einen Stuhl und einen kleinen Gegenstand (Apfel, Handy …). Beim Powertraining werden die Wiederholungen nicht gezählt, die Devise lautet: Kick Ass – alles was geht! Bitte ohne Pause von Übung zu Übung gehen, aber nicht hetzen und immer auf die korrekte Ausführung achten, dann rockt's.

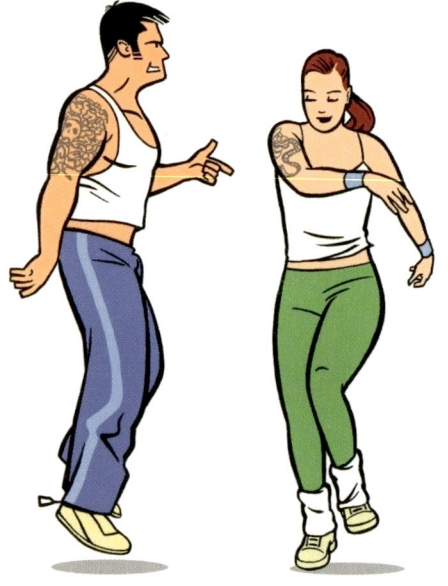

Mein Tipp:
Wenn Trainingsmucke,
dann jetzt.

1 Der Name ist Programm. Also los, 2-3 Minuten twisten, shaken, rocken und rollen – alles, was Spaß macht! Langsam beginnen und auch auf die kleinen Bewegungen achten (Hände ausschütteln, Kopfkreisen).

Mein Tipp:
Barfuß macht
es noch
mehr Spaß.

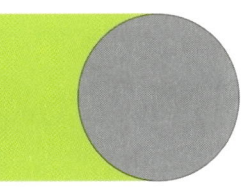

POWER-MINUTEN-SPRINTS
Bitte zwei oder drei Badetücher zusammenlegen und übereinanderstapeln (ca. 50 x 50 cm): So entsteht ein dickes Laufpolster.

60"

1 Jetzt mit beiden Füßen auf die Handtücher stellen und lossprinten. Schneller werden und die Arme richtig mitschwingen.

2 Wenn es geht, die Knie richtig hochziehen. Da kann eine Minute ganz schön lang werden.

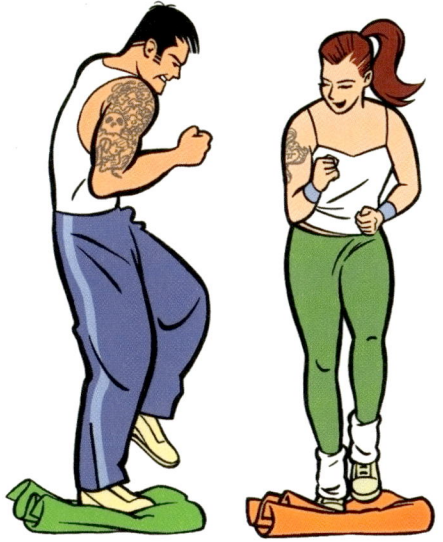
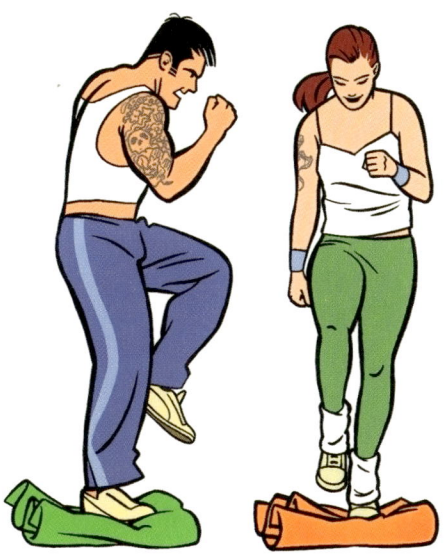

Franka: Das Falten der Handtücher geht total fix. Wer zufällig einen Schaumstoffquader hat, kann aber auch den nehmen. Durch den weichen Untergrund wird der Trainingseffekt mindestens verzehnfacht. Das Ganze ist vergleichbar mit Joggen in weichem Sand – die ganze Angelegenheit wird um einiges anstrengender. Laute Musik hilft!

SPIN KICKS

KARSTEN: In unserem Powertraining ist der Spin Kick eine leicht geänderte Version des Kick-Box-Originals. Der schnell und hart getretene Spin Kick findet sein Ziel zum Beispiel kurz unter der Deckung auf der rechten Seite. Man spürt, wie das Schienbein des Angreifers unter dem Ellenbogen auf den Körper trifft, ungefähr zeitgleich sagt die Leber dann: »Ummmpff«!

In unserem Powertraining treten wir mehr kreisförmig nach vorne über einen Stuhl, das ist für unsere Zwecke effektiver, und außerdem machen dabei die

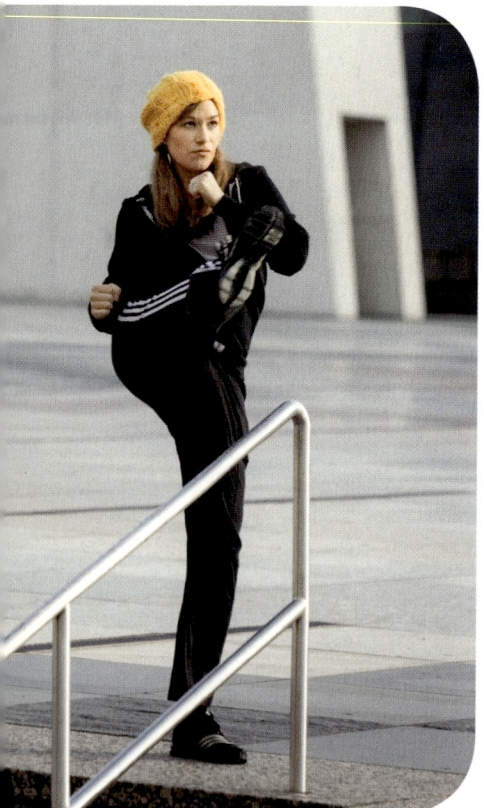

Oberschenkel: »Ummmpff«. Franka beherrscht beide Kicks. Sie benutzt beim Kick-Boxen auch gerne mal die Ummmpff-Variante.

FRANKA: Eine sehr effektive Bein-und-Po-Übung. Ich habe nach wenigen Wiederholungen oft das Gefühl, ich bekomme einen Krampf im Hinterteil. In diesem Fall das obere Bein kurz ablegen, ein paar Mal auf den Po hauen (im Ernst!) und weiter geht's!

Gleichzeitig den Bauch anzuspannen ist bei dieser Übung wirklich wichtig, erst dadurch schmilzt auch der Rettungsring an der Taille. Wenn man die Übung regelmäßig macht und gewissenhaft ausführt, sieht man schnell den Erfolg – einfach ausprobieren!

Ich habe diese Übung immer im Programm, wenn es um ein paar Tage »Last-minute-Straffen« vor Fotoshootings geht.

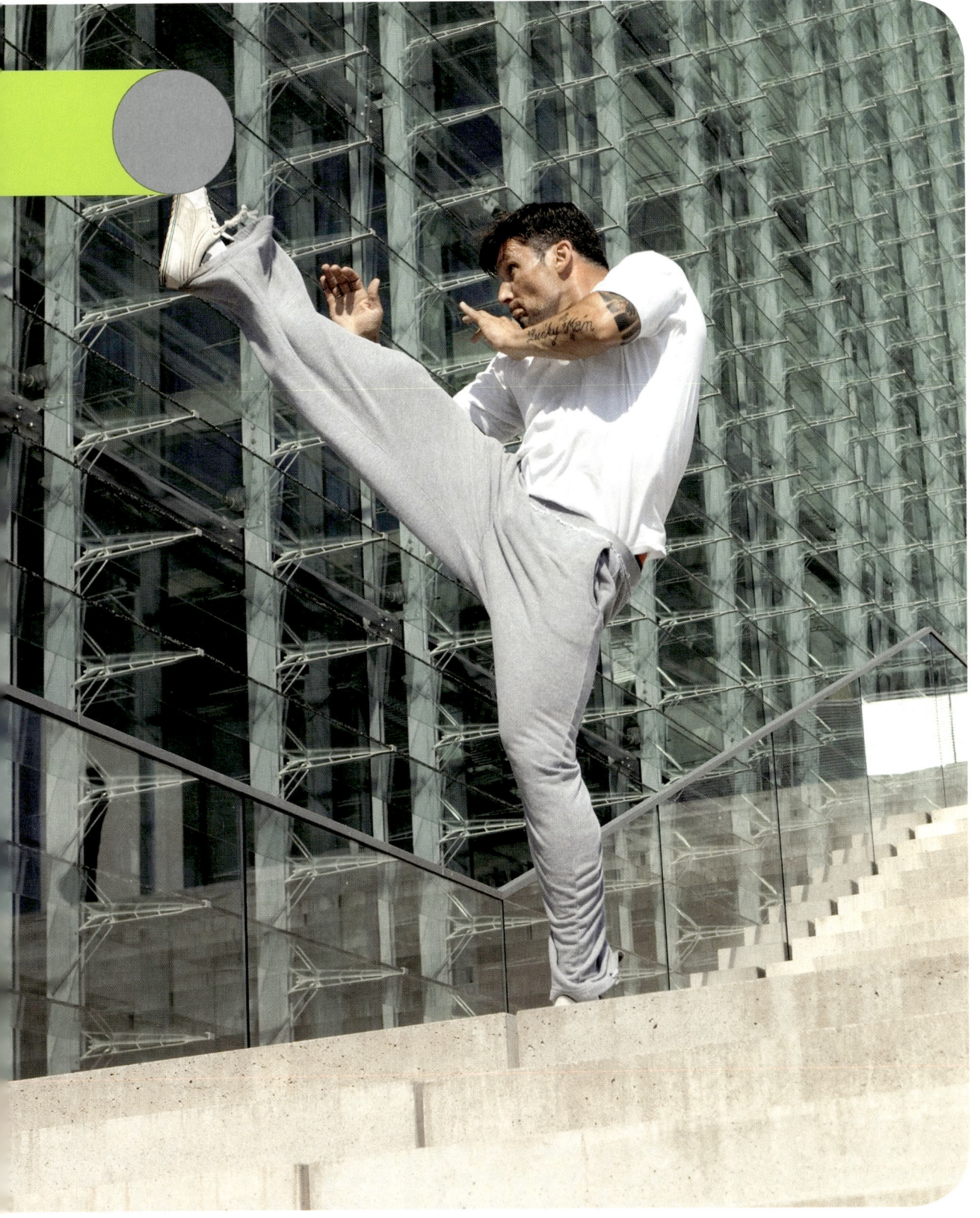

POWER-SPIN-KICKS

Der Stuhl, dein Kick-Instructor ...

Warum der Stuhl? Der Stuhl ist stumm und gnadenlos. Er steht fest wie ein Berg und zwingt dich, die Übung korrekt zu machen. Meckere ruhig, er kann dich nicht hören.

1 Bitte hinter den Stuhl stellen und die Arme vor dem Oberkörper halten. Langsam in die Hocke gehen, dabei stehen die Füße schulterbreit auseinander.

2 Zügig wieder hochkommen. Beim Aufrichten das linke Bein heben und im Bogen von rechts nach links über den Stuhl führen.

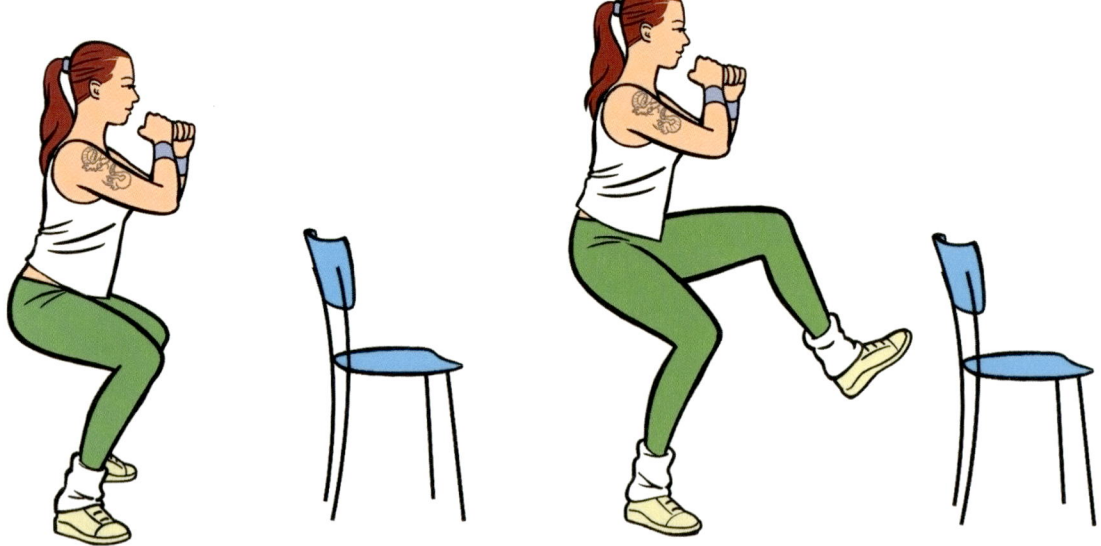

Look Out: Bitte rhythmisch arbeiten und nicht in die Hocke fallen lassen.

3 Das Bein absetzen und wieder in die Hocke gehen. Das Gleiche mit dem anderen Bein wiederholen.

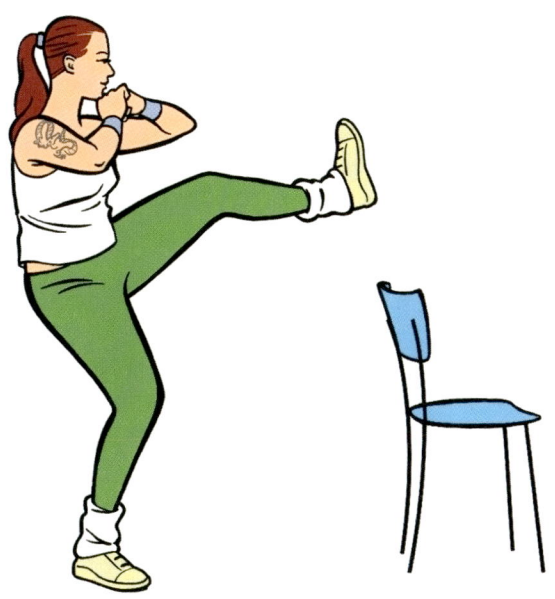

FRANKA: Nicht vergessen, die Bauchmuskeln anzuspannen! Das gibt doppelt Power und macht die Haltung bei dieser Übung stabiler.

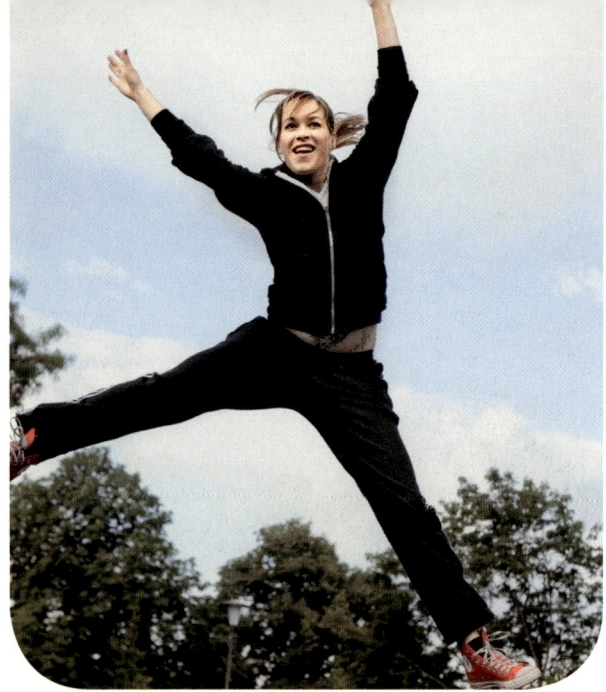
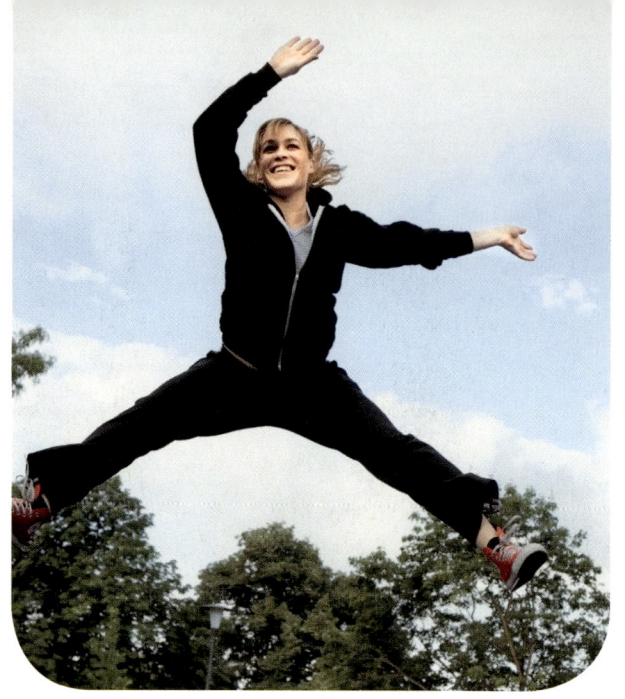

STRECKSPRUNG

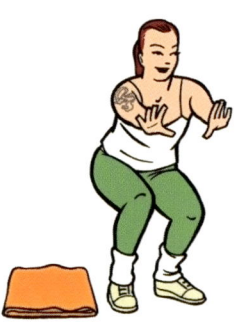

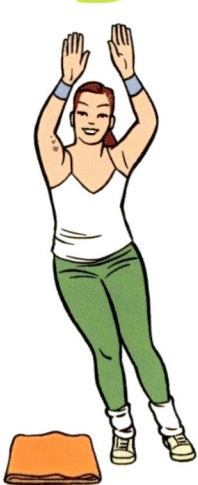

1 Ein Handtuch auf dem Boden ausbreiten. Links daneben in die Hocke gehen und beide Arme nach vorne strecken.

2 Jetzt mit Schwung hoch und über das Handtuch zur rechten Seite springen.

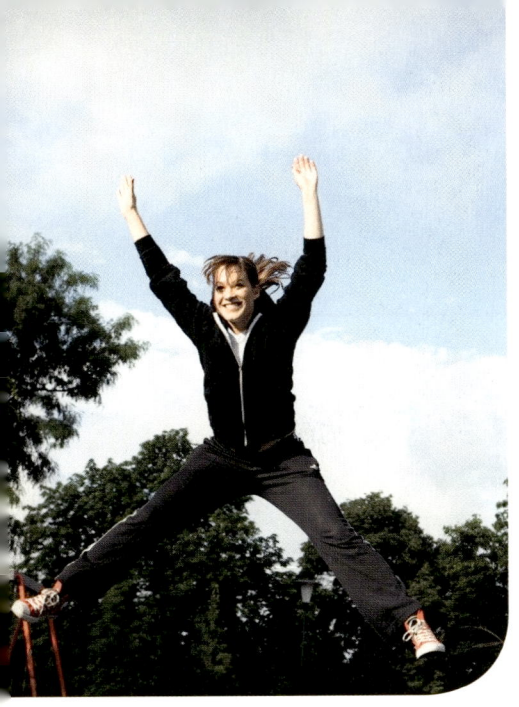
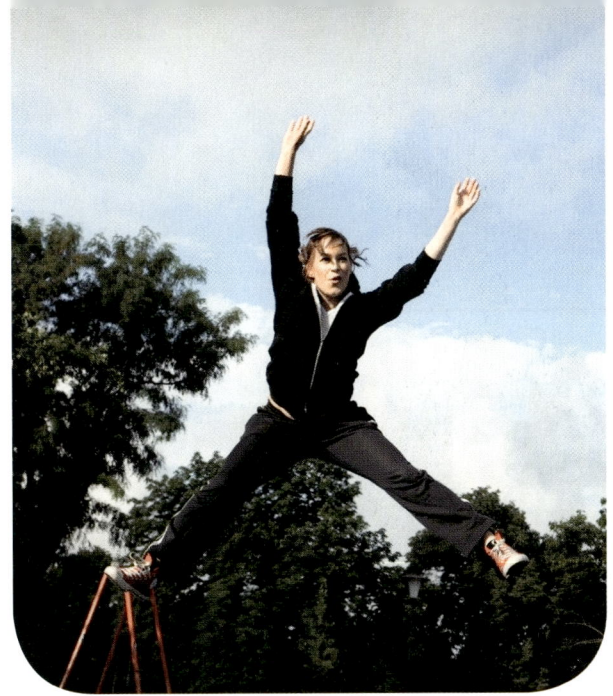
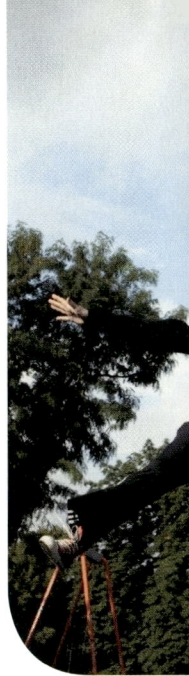

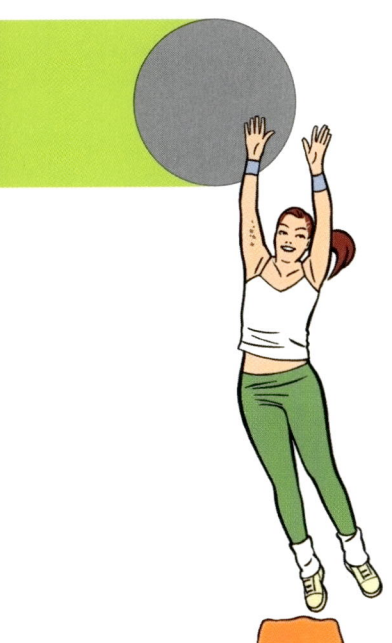

Mein Tipp: Füße und Knie dicht zusammenhalten.

Look Out: Bitte leise landen, also leicht wie eine Feder. Ohne Pause sofort wieder auf die andere Seite jumpen.

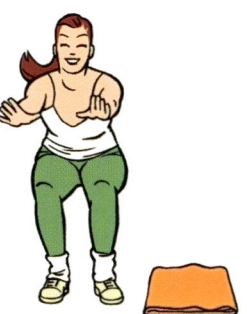

3 Beim Hochspringen beide Arme über den Kopf ausstrecken.

4 Mit beiden Beinen auf dem Boden landen und sofort wieder in die Hocke gehen.

POWER-SUMO-WIPPE

Faszinierend, wie schnell die asiatischen Vier-Zentner-Ringer sind. Trotz ihres enormen Körpergewichts sind sie absolut beweglich. Zu Beginn eines Sumo-Kampfs gibt es verschiedene Rituale. Eines davon ist dieser weite, tiefe Stand, dem zwei seitliche Kicks folgen. Daraus entstand die Idee zu dieser Übung. Franka hat zuerst komisch geguckt, dann aber schnell gemerkt, dass die Sumo-Wippe wirkt.

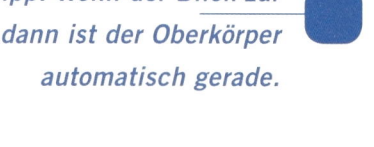

Mein Tipp: Wenn der Blick zur Decke geht, dann ist der Oberkörper automatisch gerade.

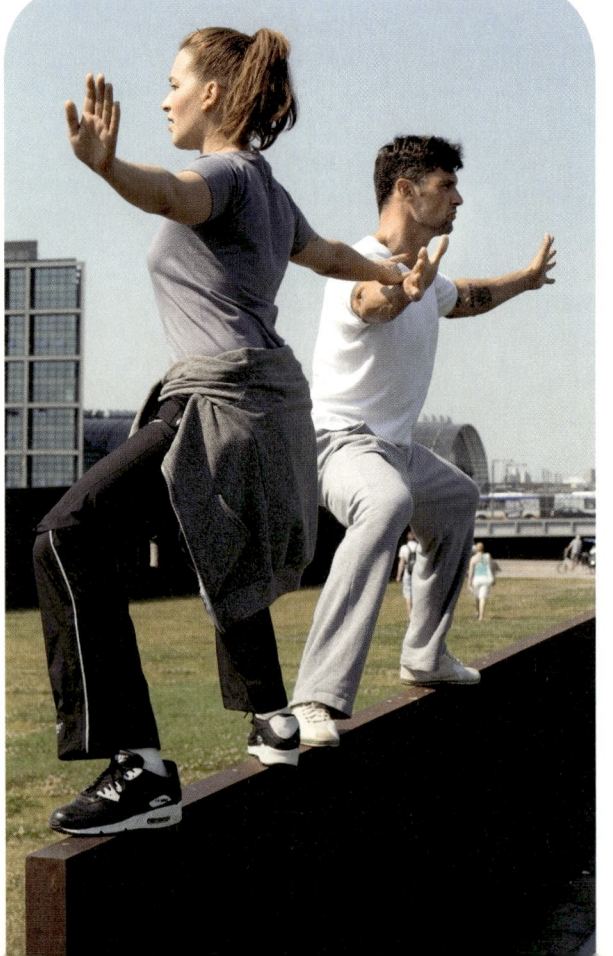

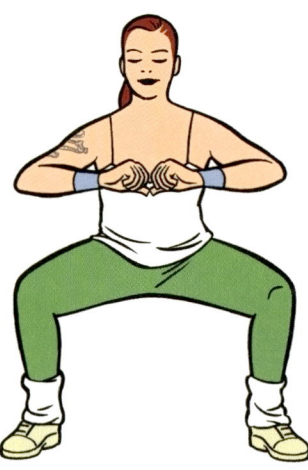

1 Bitte mit weitem Stand in die Skihocke gehen. Die Fußspitzen zeigen leicht nach außen, und die Ellenbogen sind angehoben. Bitte den Oberkörper aufrecht halten.

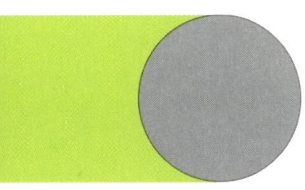

FRANKA: Eine der effektivsten Übungen im Programm. Ziemlich anstrengend, aber es lohnt sich! Wer pro Seite 20 Wiederholungen schafft, ist schon super im Rennen!

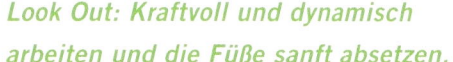

Look Out: Kraftvoll und dynamisch arbeiten und die Füße sanft absetzen.

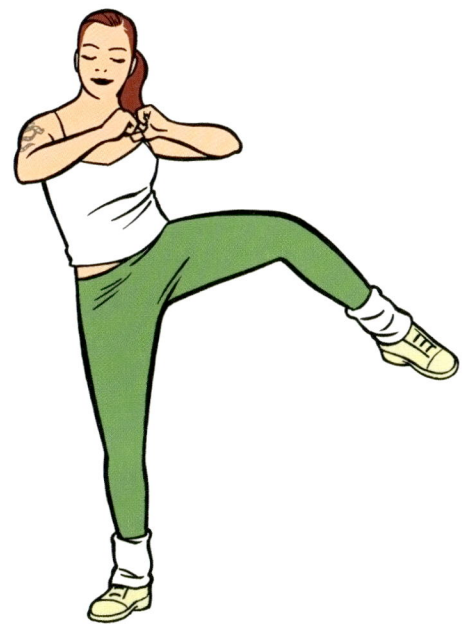

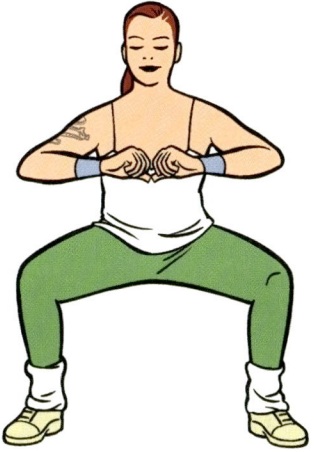

2 Jetzt aus der Hocke aufrichten und das linke Bein seitlich anheben. Linkes Bein langsam wieder absetzen und in die Hocke zurückgehen.

3 Das Gleiche mit dem rechten Bein wiederholen.

POWER-ARMZIEHEN

In dieser Position ist der ganze Körper in einer Vorspannung. Durch die Armbewegung liegt der Trainingsschwerpunkt zwar im Rückenbereich, aber man wird auch den Rest des Körpers spüren.

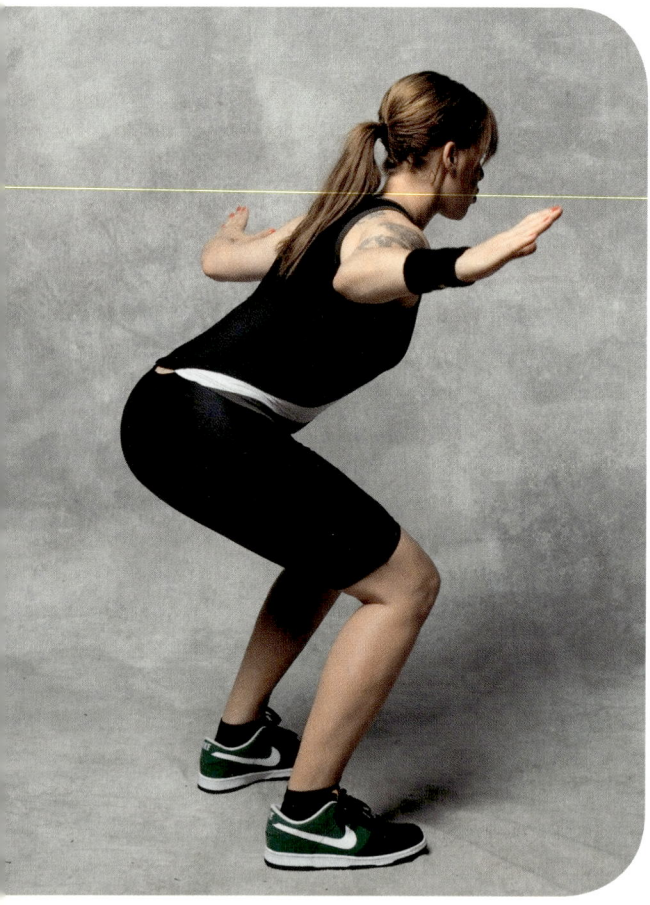

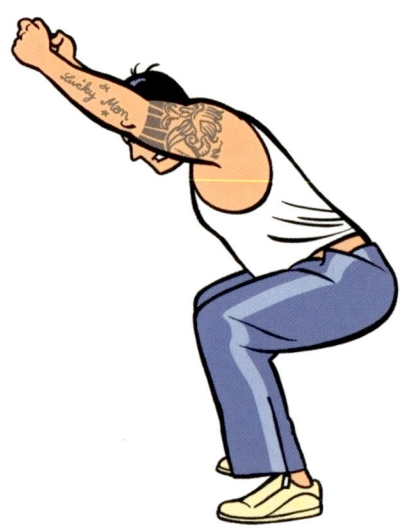

1 Mit den Füßen schulterweit auseinander stehen und das Körpergewicht auf die Fersen verlagern. Langsam in die Kniebeuge gehen und den Oberkörper vorstrecken. Arme und Oberkörper bilden eine Linie.

FRANKA: Die korrekte Haltung ist hier total wichtig!
Diese Übung anfangs am besten seitlich vor einem Spiegel
ausführen!

Mein Tipp: Zum Schluss kurz aushängen
und langsam den Oberkörper
Wirbel für Wirbel aufrollen, bis wir
vollkommen gerade stehen.

Look Out: Bitte fest
in der Hocke stehen und
nur die Arme rhythmisch
und kraftvoll bewegen.

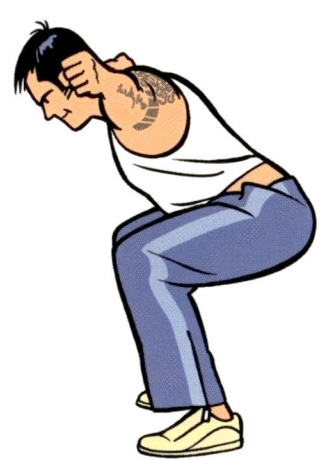

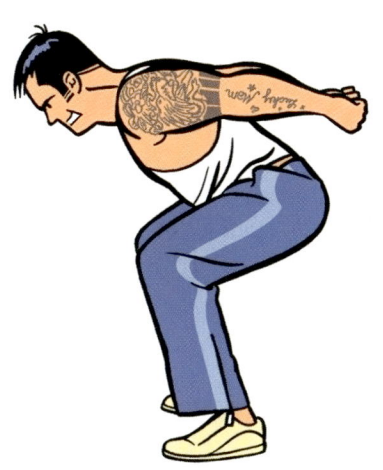

2 Beide Arme langsam und voll aus-
gestreckt kreisförmig nach hinten ziehen.
Die Hände zur Faust ballen und kraftvoll
arbeiten.

3 Wir halten die Arme unter Spannung. Die
Fäuste berühren sich kurz und werden
dann wieder nach vorne gebracht.

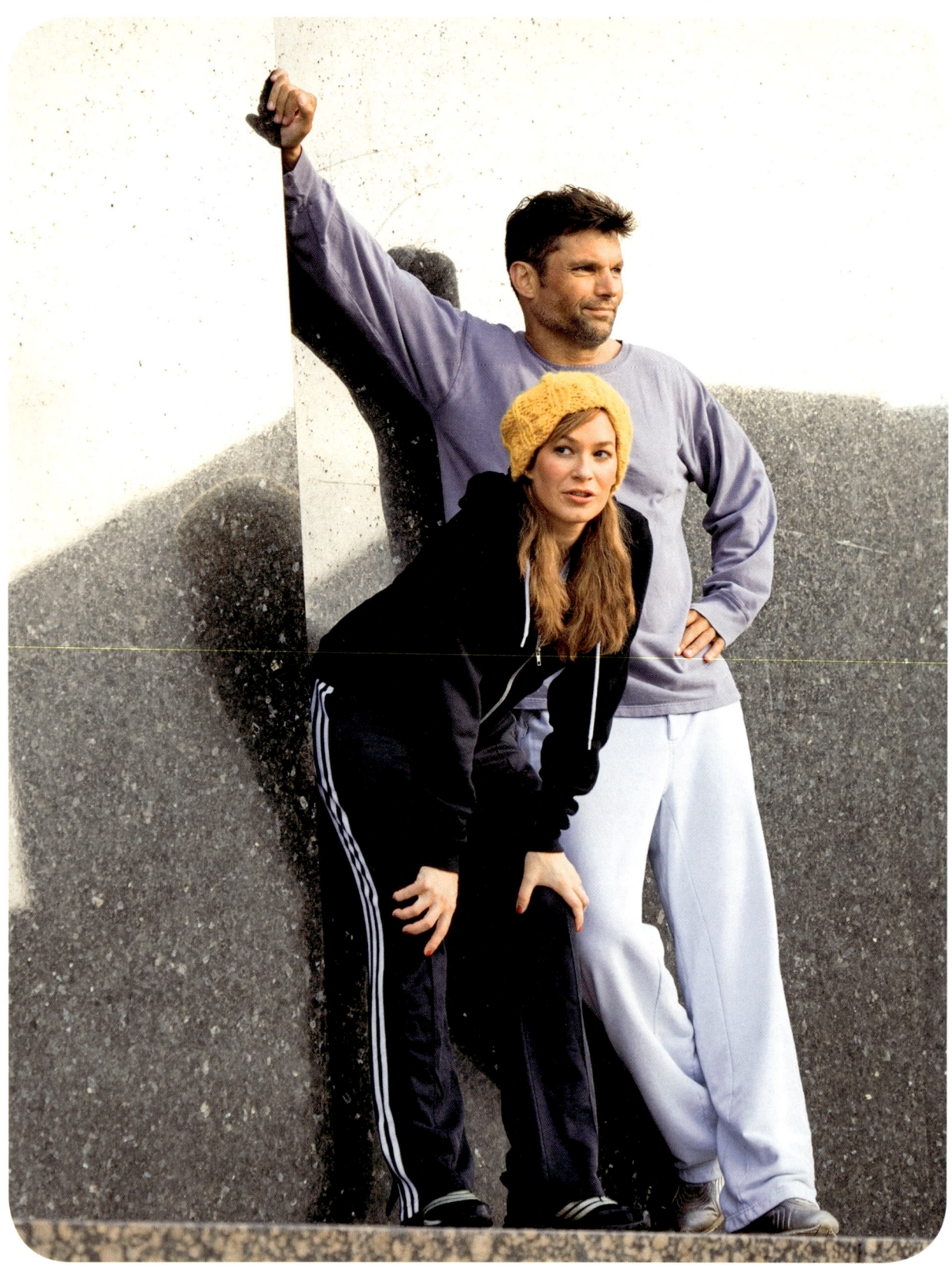

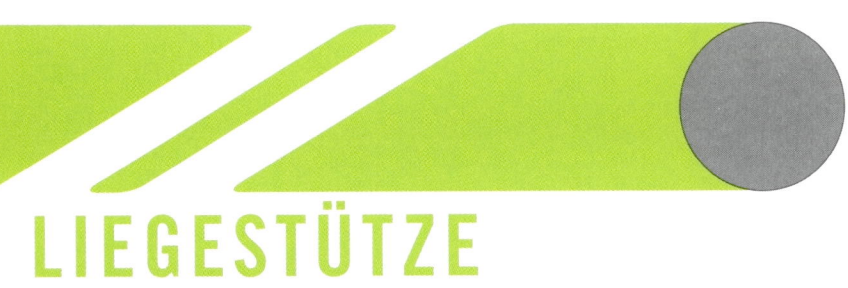

LIEGESTÜTZE

KARSTEN: Wer hat Angst vor Liegestützen? Niemand!

Liegestütze gehören einfach zu einem Trainingszirkel. Und jeder kann mitmachen.

Die Anfängerversion geht so:

Flach auf den Bauch legen, die Arme in Brusthöhe aufstützen und den Oberkörper einfach nach oben drücken. Hüfte und Beine bleiben auf dem Boden liegen.

Fortgeschrittene trainieren so:

Flach auf den Boden legen und die Arme wieder in Brusthöhe aufstellen. Jetzt beide Unterschenkel anwinkeln. Aus dieser Position den Oberkörper hochdrücken. Achtung, diesmal wird der Po mit angehoben.

Langsam anfangen, denn Leistungsgrenzen scheint es nicht zu geben. Hier sind einige Weltrekorde:

441 Liegestütze in 5 Minuten, unglaublich.
3877 Liegestütze in einer Stunde, unfassbar.
Und der Hammer kommt jetzt: 46001 Liegestütze in 24 Stunden.

Nichts ist unmöglich ... Kick Ass!

POWER-LIEGESTÜTZE

Ein Klassiker wird salonfähig. Ob mit oder ohne Partner, die Brustmuskulatur wird sich positiv verändern.

FRANKA: OK, Liegestütze sind nicht gerade meine Stärke. Trotzdem mache ich sie, in Miniportionen. Man muss ja nicht gleich 50 schaffen ...

Look Out: Den Po und die Beine immer anspannen.

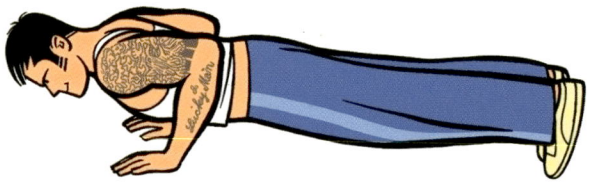

1 Bitte bäuchlings auf den Boden legen. Die Füße und die Knie liegen jeweils eng zusammen.

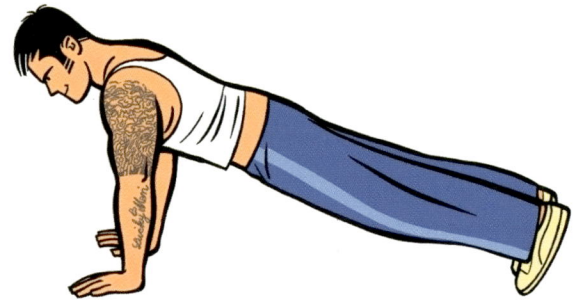

2 Jetzt die Hände in Schulterhöhe auf den Boden legen und den Körper dynamisch nach oben drücken.

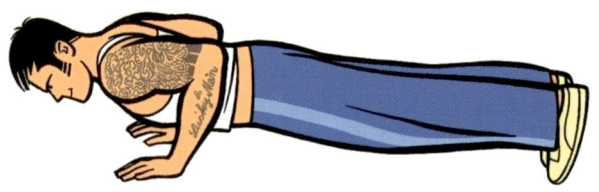

3 Ohne Pause wieder runterkommen. Kurz über dem Boden anhalten und wieder hoch!

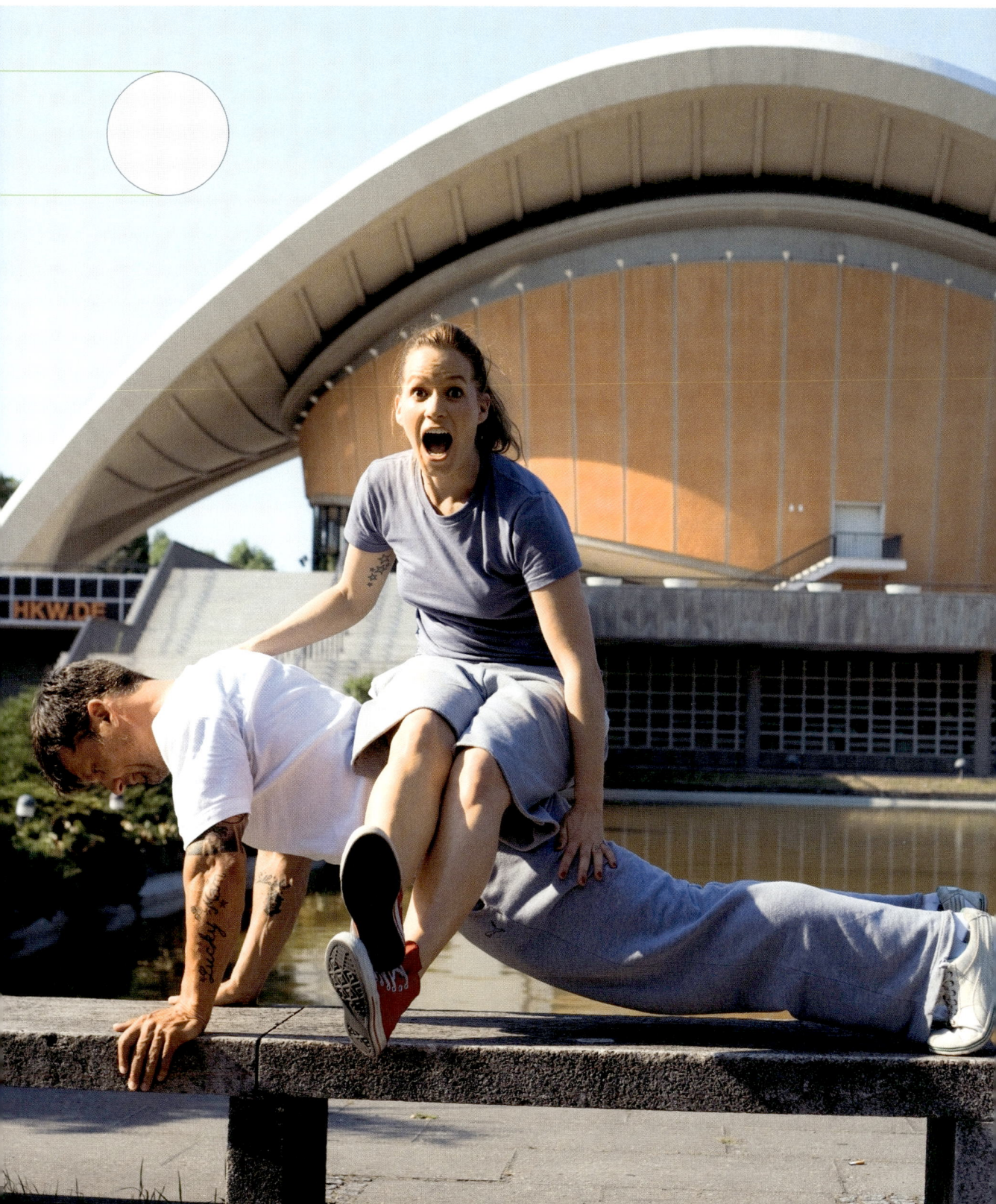

POWER-BAUCHHÖLLE

Mit einem kleinen Trick verbindet diese Übung so viele Wiederholungen wie möglich mit optimaler Technik, um die Bauchmuskeln richtig auszupowern.

Look Out: Etwas schneller arbeiten und nicht die Beine berühren, dann kommt man schnell an seine Grenzen.

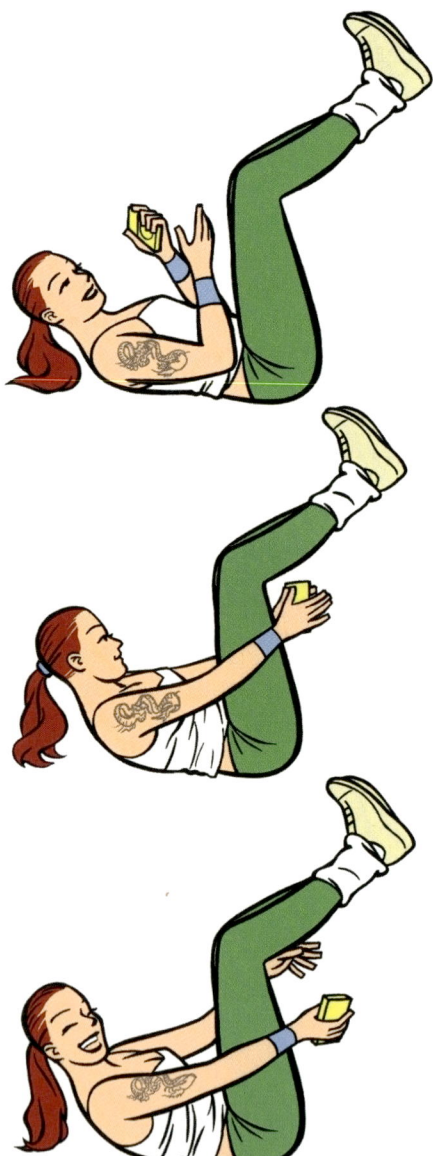

1 Auf den Rücken legen und einen kleinen Gegenstand (Apfel, Handy o.Ä.) in die Hand nehmen. Beide Knie anziehen und die Füße zur Decke strecken.

2 Jetzt den Oberkörper anheben und beide Arme in Richtung Waden strecken. Die Arme sollten die Oberschenkel nicht berühren.

3 Den Gegenstand hinter den Oberschenkeln von einer Hand in die andere Hand geben, bitte nicht die Oberschenkel berühren … und dann langsam wieder zurück.

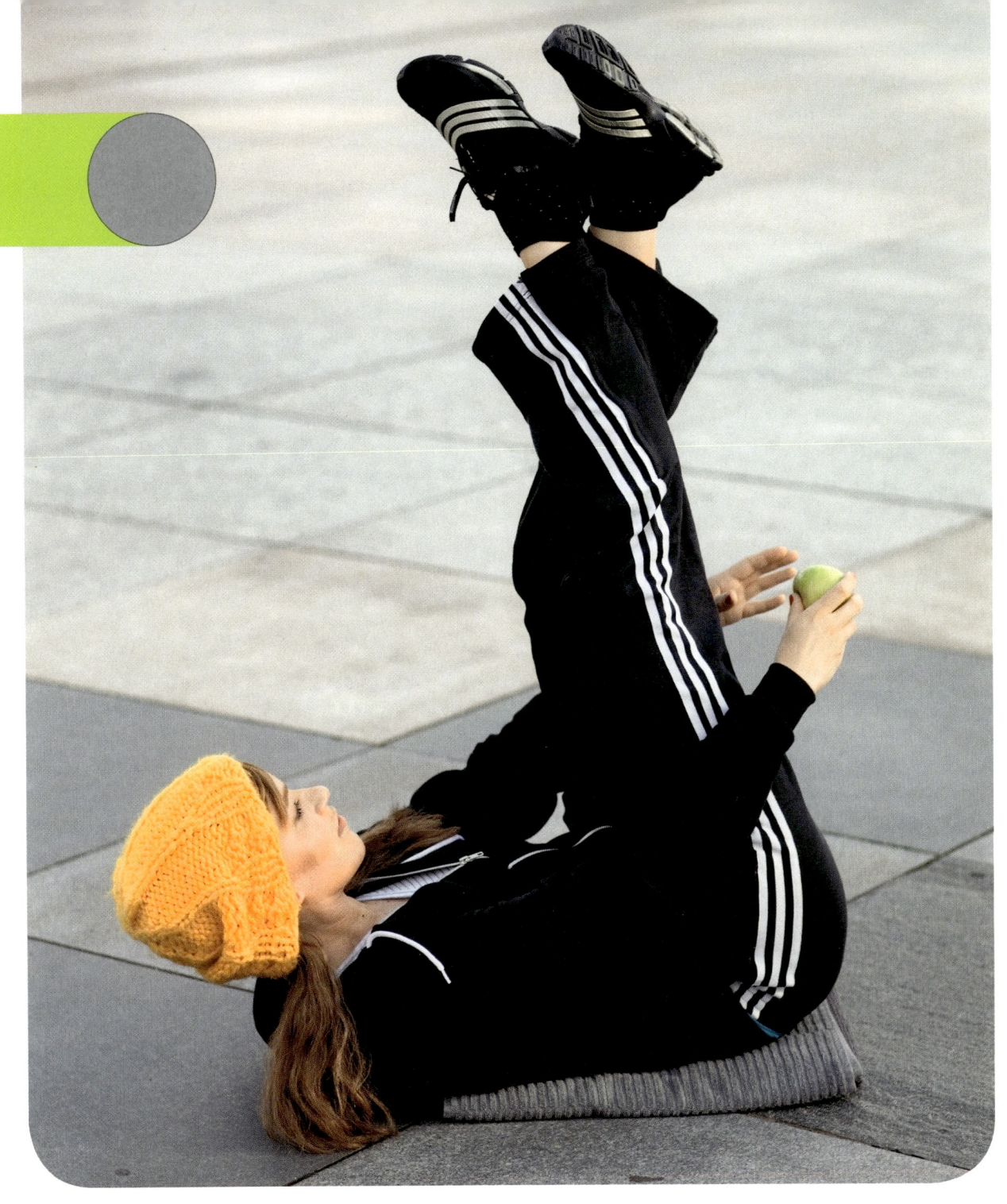

FRANKA: *Auaaa! Karstens »Bauchhölle« ist richtig fies! Aber total wirksam! Wenn's anfängt zu brennen, schön weiter atmen und das gewollte Sixpack visualisieren. Wem hier nicht die Bauchmuskeln brennen, der macht die Übung falsch.*

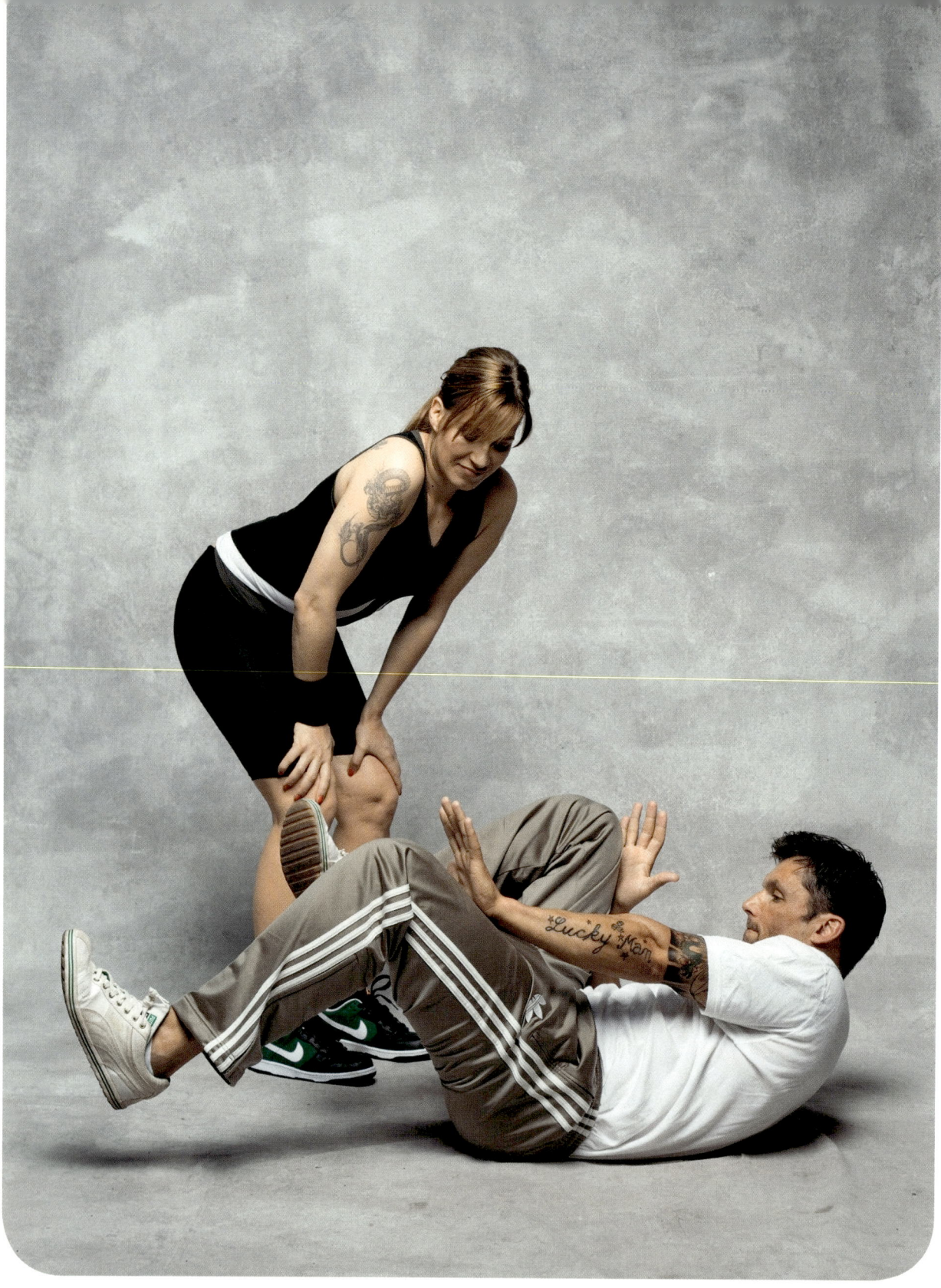

BUGSY MOVE

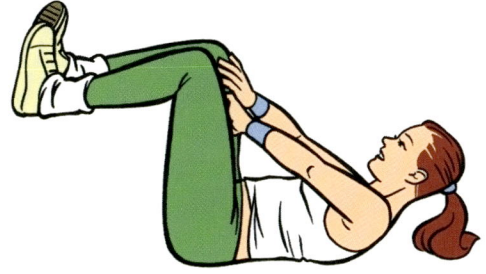

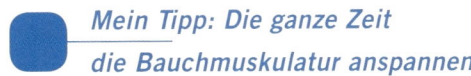

*Mein Tipp: Die ganze Zeit
die Bauchmuskulatur anspannen.*

1 Auf den Rücken legen und beide Knie
anziehen. Die Hände in Kniehöhe auf die
Oberschenkel legen.

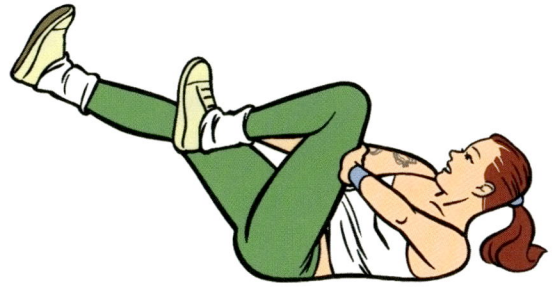

2 Jetzt den Oberkörper leicht anheben
und mit den Händen von vorne kraftvoll
im Wechsel gegen die Knie drücken.

*Look Out: Langsam und gleichmäßig
arbeiten. Den Körper immer in Spannung
halten, wie eine Dampfmaschine.*

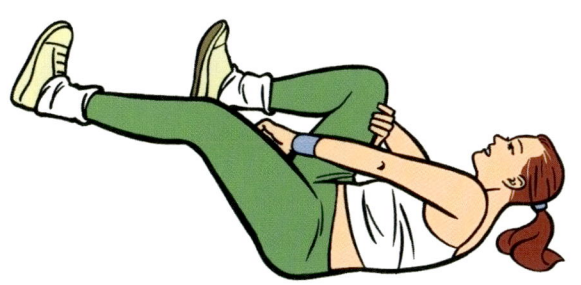

3 Mit den Knien einen Gegendruck
erzeugen. Bitte den ganzen Körper
bewegen.

DEHNEN I

Dehnung für Beine und Bauch!

Look Out: Die Schultern sollten bei der Übung den Boden berühren, der Kopf bleibt gerade.

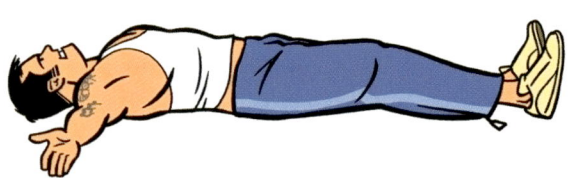

1 Wir legen uns gerade auf den Rücken. Die Arme werden seitlich vom Körper weggestreckt.

Mein Tipp: Sehr langsam arbeiten. 15mal pro Seite.

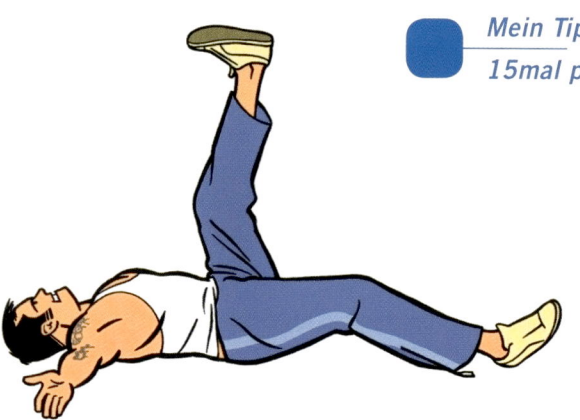

2 Das linke Bein zur Decke strecken. Jetzt das linke Bein zur rechten Seite absenken.

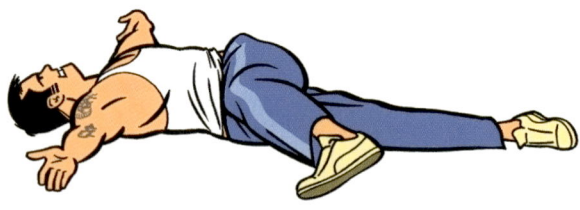

3 Den Fuß kurz auf den Boden tippen und langsam, ohne Schwung zur Mitte zurück heben. Das linke Bein langsam absetzen und gleich mit dem rechten Bein weiter-machen.

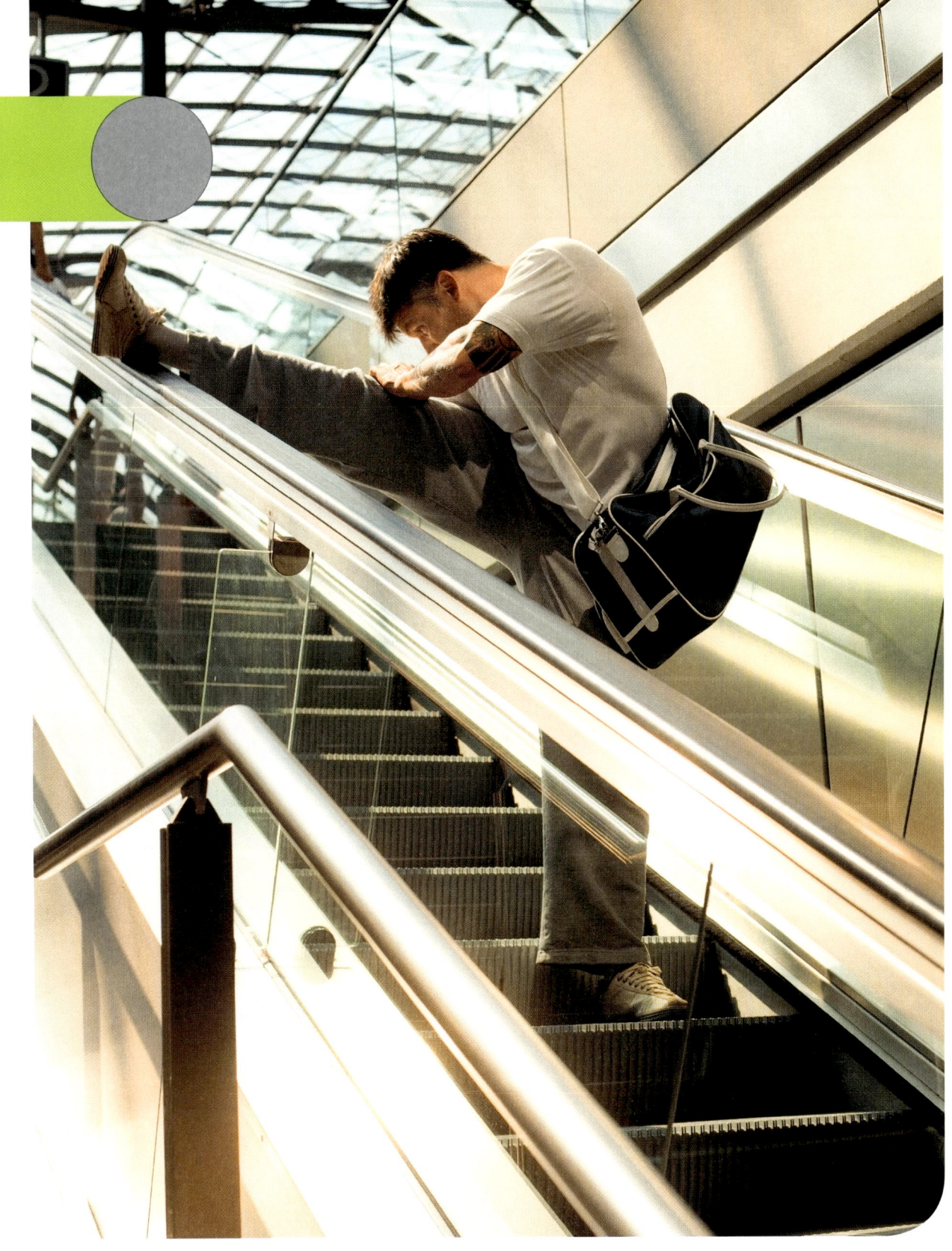

DEHNEN II

Klassisches Ganzkörperstrecken!

Mein Tipp: Langsam arbeiten.
15mal wiederholen.

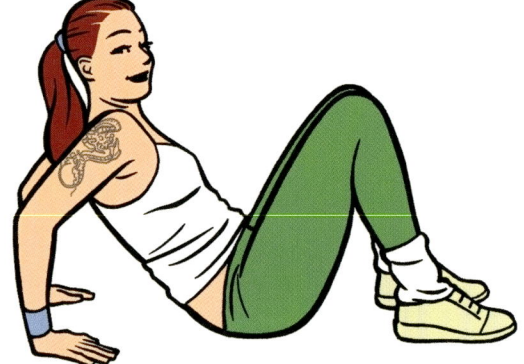

1 **Auf den Boden setzen und beide Hände nach hinten abstützen.**

FRANKA: Wenn man diese einfache Übung ausführt, merkt man gleich, wie wichtig und wohltuend sie ist. Wichtig: Beim Dehnen sollte man sich Zeit nehmen, die Übung langsam und sorgfältig ausführen. Und auf keinen Fall reißen, den Kopf zu weit in den Nacken fallen lassen oder mit den Knien über die Fußspitzen stoßen.

Look Out: Der Kopf bleibt gerade.

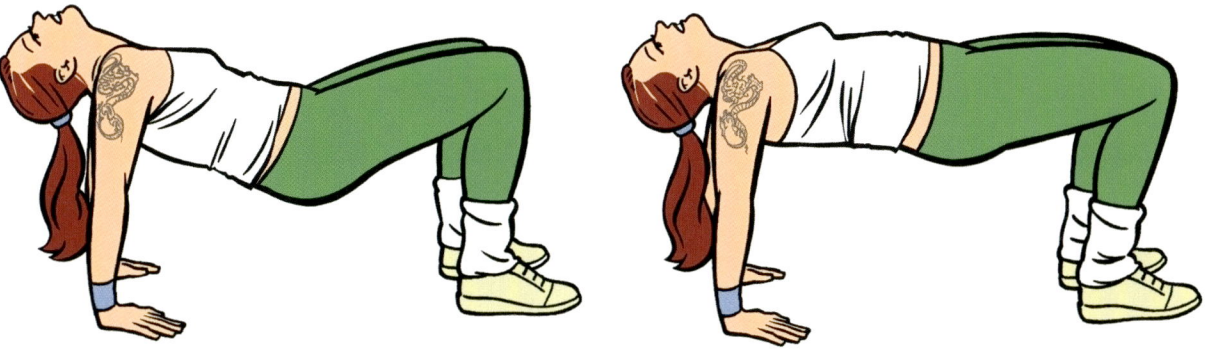

2 Jetzt die Knie anbeugen und die Füße fest auf den Boden stellen.

3 Die Hüfte zur Decke strecken und einen Moment in der Waagerechten halten.

DEHNEN III

Dehnung für Schultergürtel und Rumpf.

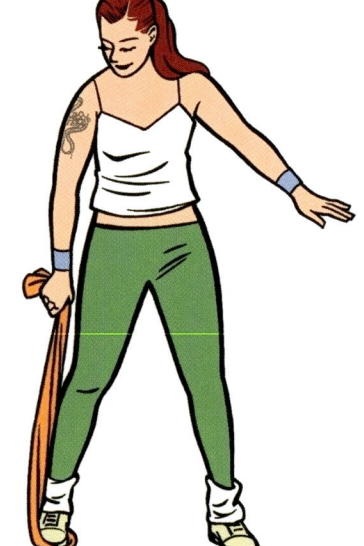

Mein Tipp: 2mal pro Seite und die Spannung maximal 15 Sekunden halten.

1 Mit dem rechten Fuß auf ein Handtuch treten. Jetzt das Handtuch mit der rechten Hand unterhalb der Hüfte greifen.

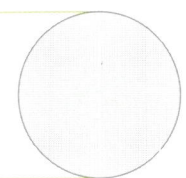

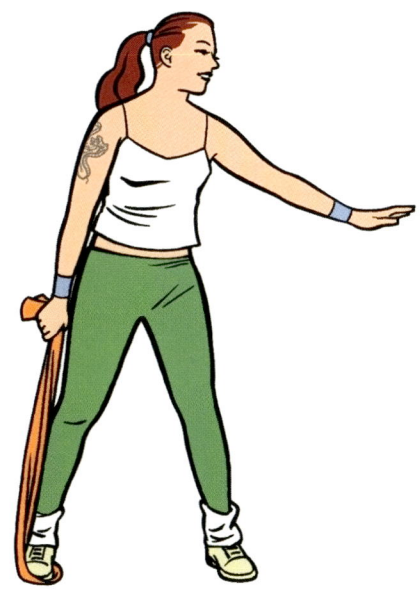

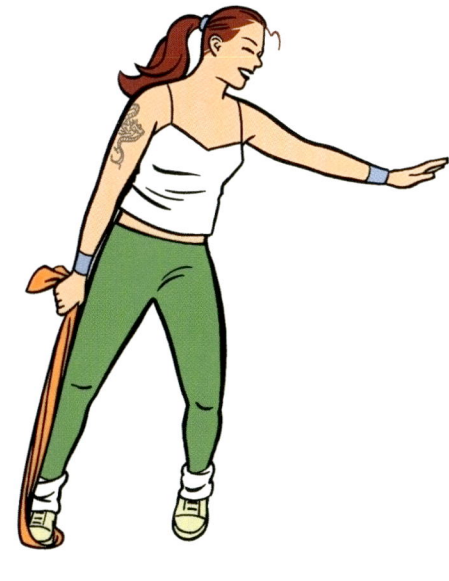

2 Langsam am Handtuch ziehen und den Oberkörper nach links beugen.

3 Die Körperspannung einen Moment halten und dann zur anderen Seite wechseln.

Look Out: Das seitliche Beugen des Oberkörpers ist wichtig.

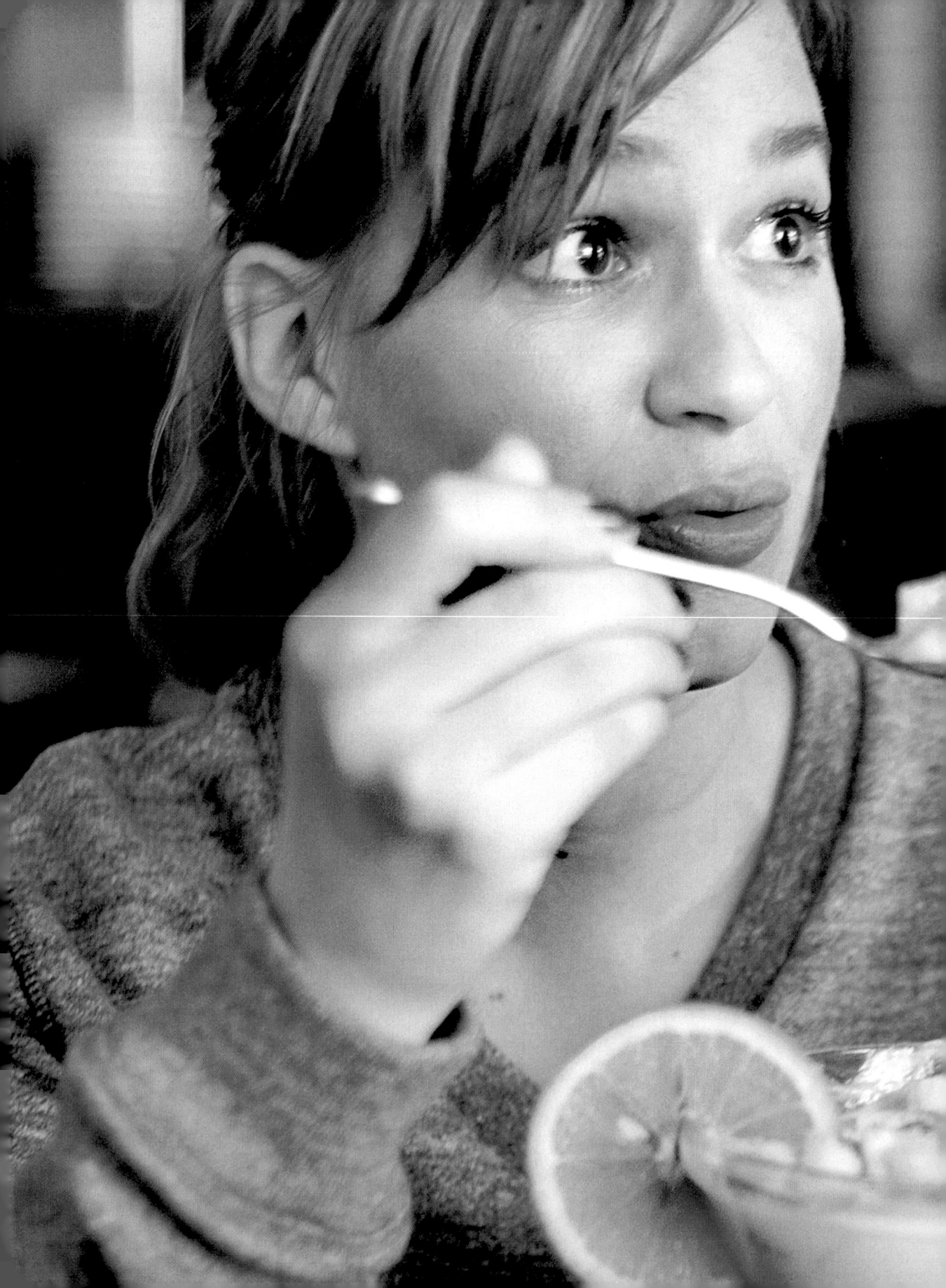

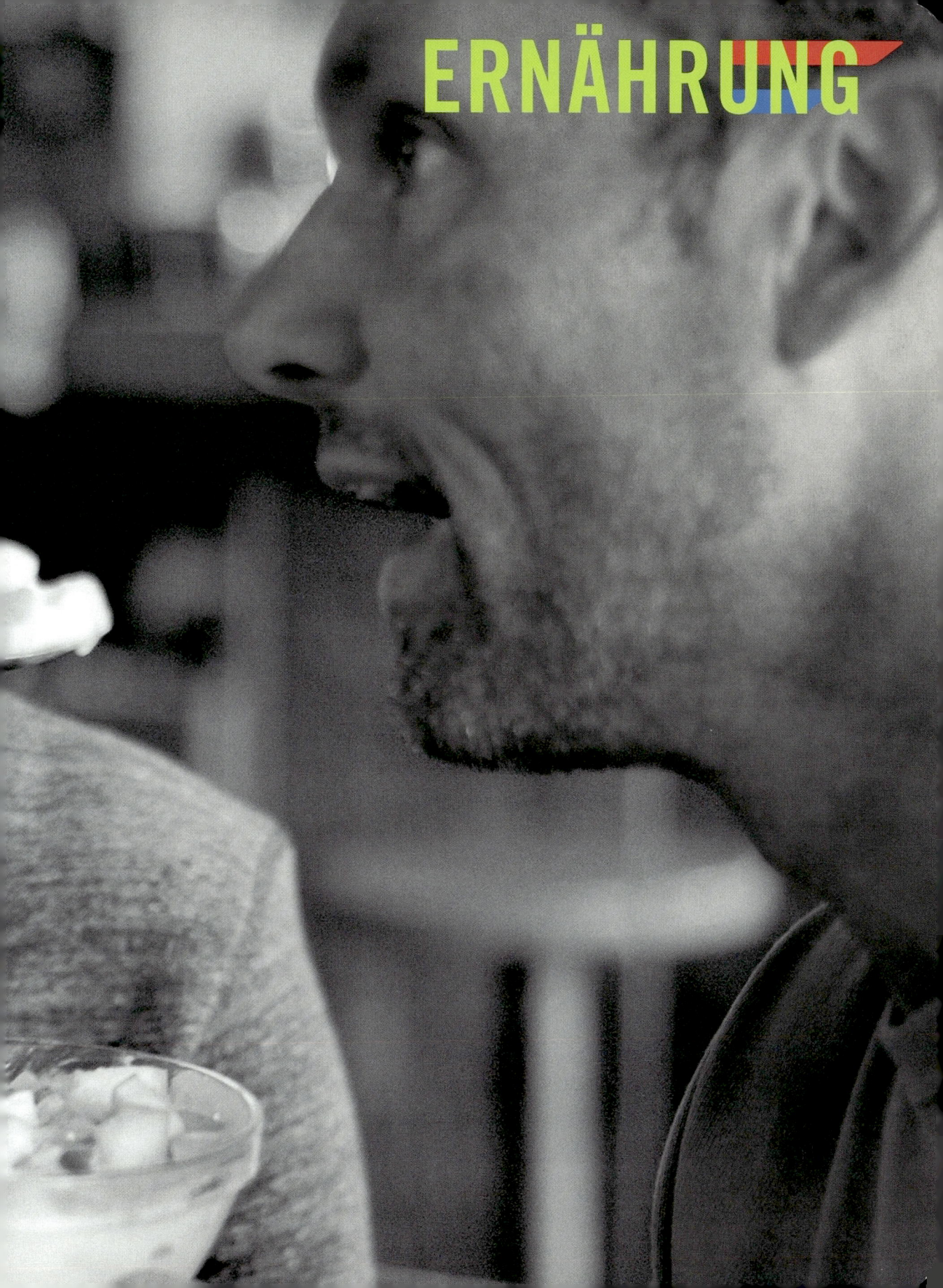

ERNÄHRUNG

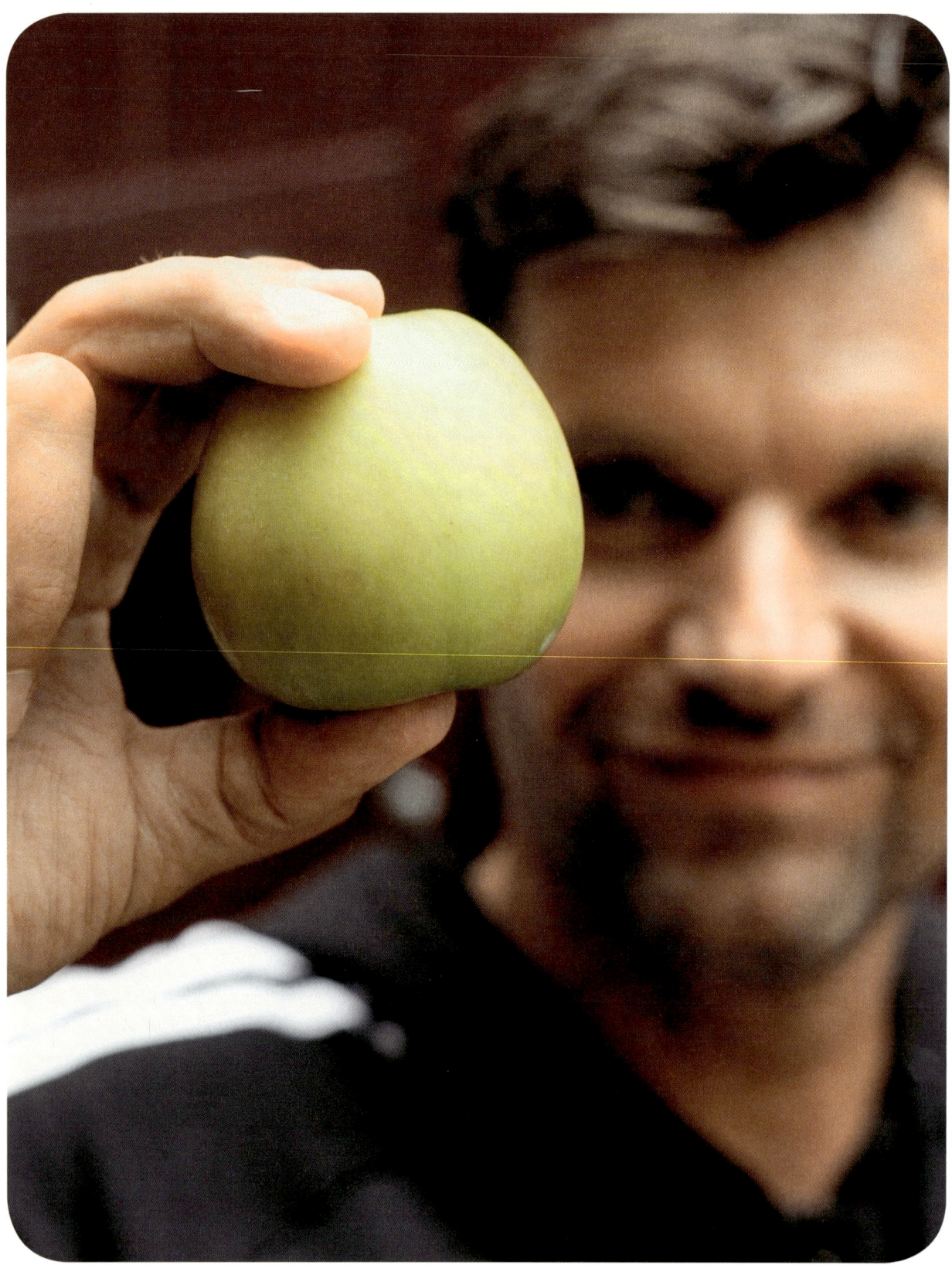

YOU ARE WHAT YOU EAT

KARSTEN: Ich beschäftige mich seit gut 25 Jahren mit dem Thema Ernährung, egal ob für mich als Leistungssportler oder für meine Klienten im Alltag, und ich finde die aktuellen Trends in Sachen Ernährung immer wieder sehr interessant.

Aber Trends hin oder her – grundsätzlich gilt: Die menschliche Nahrungsaufnahme ist ein Grundbedürfnis, ein Trieb, der dem Überleben dient, unabhängig von aller Kalorienrechnerei und allen Körpermasseformeln dieser Welt. Dabei sollte man aber immer im Hinterkopf behalten: Jeder Mensch ist anders. Was bei dem einen funktioniert, lässt den anderen vielleicht verzweifeln.

Eigentlich ist das Essen doch eine schöne Sache! Gute, gesunde Ernährung weckt die Lebensgeister. Unseren Körper mit leckeren Nahrungsmitteln verwöhnen und als Belohnung auch noch fit, dynamisch und gesund sein – wer will das nicht!?

Alte und neue Trends

Was heute hip ist, wurde früher belächelt. Als ich Ende der 70er Jahre mit dem Kraftsport angefangen habe, galt die Einnahme von Eiweißpulver als Humbug und gesundheitsschädlich. Es gab ein spezielles Produkt, das geschmacklich stark an Tapetenkleister erinnerte. Dieses Wunderpulver konnte man nur im Reformhaus kaufen, und die Einnahme war immer irgendwie konspirativ. Wenn man sich beim Zubereiten nicht beeilte, hatte man eine zähe Soße mit vielen Klumpen, die bei den Umstehenden immer einen leicht angewiderten, mitleidigen Blick hervorrief. Wollte man diese Prozedur umgehen, musste man anderthalb Kilo Magerquark am Tag verschlingen, so wie es viele Gewichtheber damals taten.

Die Dinge haben sich geändert, heute kennt jeder den leckeren Proteinshake, und selbst Sportärzte empfehlen genau abgestimmte Tagesrationen. Gut so.

Der neuste Trend heißt »Back to the roots«, das steht für frische Lebensmittel und Gerichte, die besonders simpel in der Zubereitung sind. Genau das haben wir im Bodybuilding der 80er Jahre getan und wurden von so manchen Zeitgenossen belächelt. Heute lächle ich zwar über manche »Weltneuheiten«, freue mich aber sehr, dass vieles aus den alten Tagen endlich salonfähig geworden ist und jetzt auch Gesundheits- und Ernährungsexperten zustimmend mit dem Kopf nicken.

Ein Gegenbeispiel fällt mir dabei aber auch ein und geht mir nicht aus dem Kopf: »Frühstück wie ein Kaiser, Mittagessen wie ein König und Abendbrot wie ein Bettelmann« – der Spruch erlebt gerade ein Comeback. Mir völlig unverständlich, denn er stammt aus einer Zeit, in der die Menschen kör-perlich sehr viel schwerer arbeiten mussten als heute. Die Hauptmahlzeit, wenn es der Geldbeutel erlaubte, war morgens. Man aß so viel, um den harten Arbeitstag einigermaßen zu überstehen. Wer sich heutzutage so ernährt, der braucht sich über Figurprobleme nicht zu wundern.

Ein kleines Frühstück, abwechslungsreich, langsam eingenommen, ist ein guter Start in den Tag. Dann noch zwei frische Mahlzeiten tagsüber und abends ein leichter Snack. Wer das schafft, der kann auch mal über die Stränge schlagen, ohne es bereuen zu müssen. Reicht ja, wenn der Kater Kopfschmerzen bereitet …

Figurprobleme – ein blödes Wort!

Ich glaube, dass jeder, der mit seiner Figur un-zufrieden ist, erst einmal seinen Kopf ausräumen sollte, bevor er den Kühlschrank komplett leert. Negative Gedanken, Lustlosigkeit und eingefahrene Essgewohnheiten sind die willigen Helfer der klei-nen und großen Fettpolster.

Es gibt weltweit etwa 25000 verschiedene Hunger-kuren, und es kursieren unzählige Abnehmtipps. Bevor Sie mit einer Trenddiät und dem Bodymass-Index bewaffnet in den Hungerkrieg ziehen, über-denken Sie einfach mal die folgenden Punkte:

Wie viel Zeit haben die kleinen Speckrollen zum Wachsen gebraucht?

Bei den meisten ist das ein sehr langer Prozess, der sich über Jahre eingeschlichen hat. Dann aber passt auf einmal das Kleid oder die Hose, die doch immer so gut gesessen hat, nicht mehr, und morgen wird dann sofort mit einer Hungerkur begonnen.

Schnell zum nächsten Termin, der Kollege sitzt im dritten Stock, doch schon nach dem ersten Treppenabsatz tropft der Schweiß, und nach dem zweiten geht gar nichts mehr?

Dass man zu wenig Bewegung oder zu viele Kilos drauf hat, wird einem erst in bestimmten Alltagssi-tuationen deutlich: das Rennen zum Bus, Treppen-steigen, weil der Fahrstuhl kaputt ist. Wenn einen solche Sachen zum Schwitzen oder in Atemnot bringen, dann sollte man etwas tun!

»Problem space is not solution space« hat Einstein gesagt, und das ist genau der richtige Ansatz. Also: Vergessen Sie die Probleme, machen Sie sich an die Lösung! Freuen Sie sich, etwas Neues zu begin-nen.

Und lassen Sie die Veränderungen einfach zur neuen Gewohnheit werden.

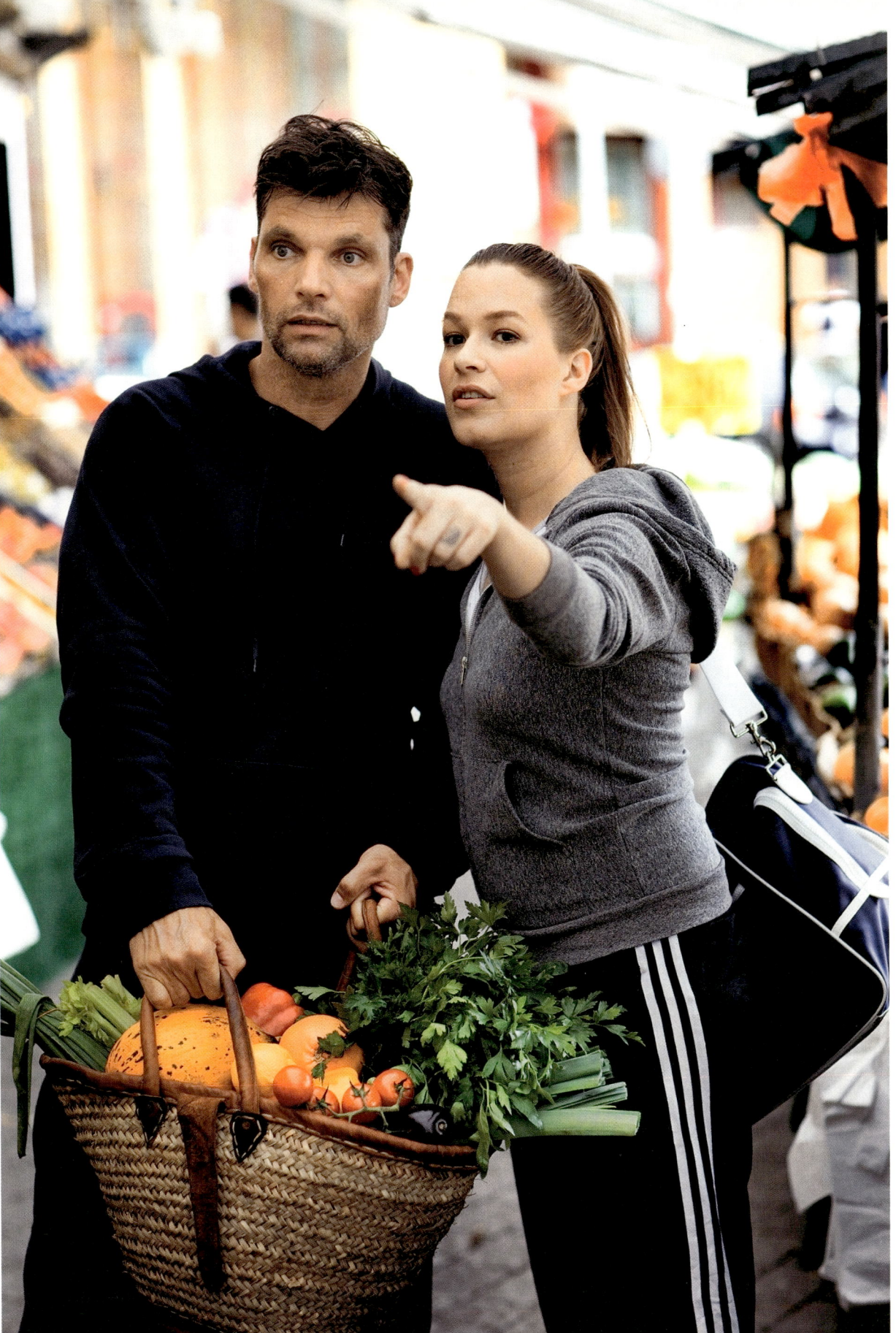

SÜNDEN & TRICKS

FRANKA: Darf ich auch mal abends auf der Couch eine Tüte Chips futtern? Oder muss ich das geliebte Stück vom homemade Käsekuchen verschmähen, den meine Mutter extra für mich gebacken hat?

Natürlich ist Naschen erlaubt! Manchmal muss die Portion Cookies&Cream-Eiscreme sein, wenn man mit der besten Freundin die lange »Sex And The City«-DVD-Marathonnacht durchhalten will. ABER: Am nächsten Tag muss dann wieder geschwitzt werden!

Ein möglicher Deal, den man mit sich selbst schließt, könnte so aussehen:

Ein halber Becher Eiscreme vorm Fernseher gefuttert = 20 Minuten zügig spazieren gehen plus 20 Minuten Power Workout.
Oder:
Eine halbe Tafel Schokolade zum Kaffee genascht = 30 Minuten Workout und abends Salat mit Putenbrust OHNE Brot!

Sanktioniert werden muss das Sündigen mit anderen Worten dann doch. Der Deal zeigt aber auch, dass man unter Beachtung bestimmter Regeln nicht auf alles verzichten muss.

Es darf nicht darum gehen, sich alles zu verbieten, aufgrund einer Diät soziale Kontakte zu meiden und nicht mehr wegzugehen, aus Sorge, auf alles verzichten zu müssen. Die Konsequenz ist sonst

nämlich, dass man schon bald keinen Bock mehr hat, fitter zu werden, abzunehmen oder Sport zu machen.

Meine Erfolgsregeln

Wenn ich hardcore trainiere und Diät halten muss, stelle ich mir meine eigenen Regeln auf, die für mich funktionieren und die mich nicht zu sehr einschränken.

Zum Beispiel:

Schokolade nur mit über 70% Kakao-Anteil (ist ein Antioxidant und die »schlankere« Schokoladenvariante) und nicht mehr nach 18 Uhr.

Ansonsten keine Süßigkeiten und kein Knabberzeug. (Wenn ich zum Arbeiten länger im Hotel lebe, verbanne ich als Erstes Chips und Süßes aus der Minibar und bitte darum, diese Kalorienbomben auch NICHT nachzufüllen.)

Statt Zucker verwende ich Fruchtzucker (erhöht den Insulinspiegel nur gering). Weißbrot ist tabu, wenn, dann gibt es nur Roggen-Vollkornbrot (Weizen enthält zu viel Gluten). Täglich mindestens zwei Portionen Obst, sonntags ist ein Stück Kuchen erlaubt.

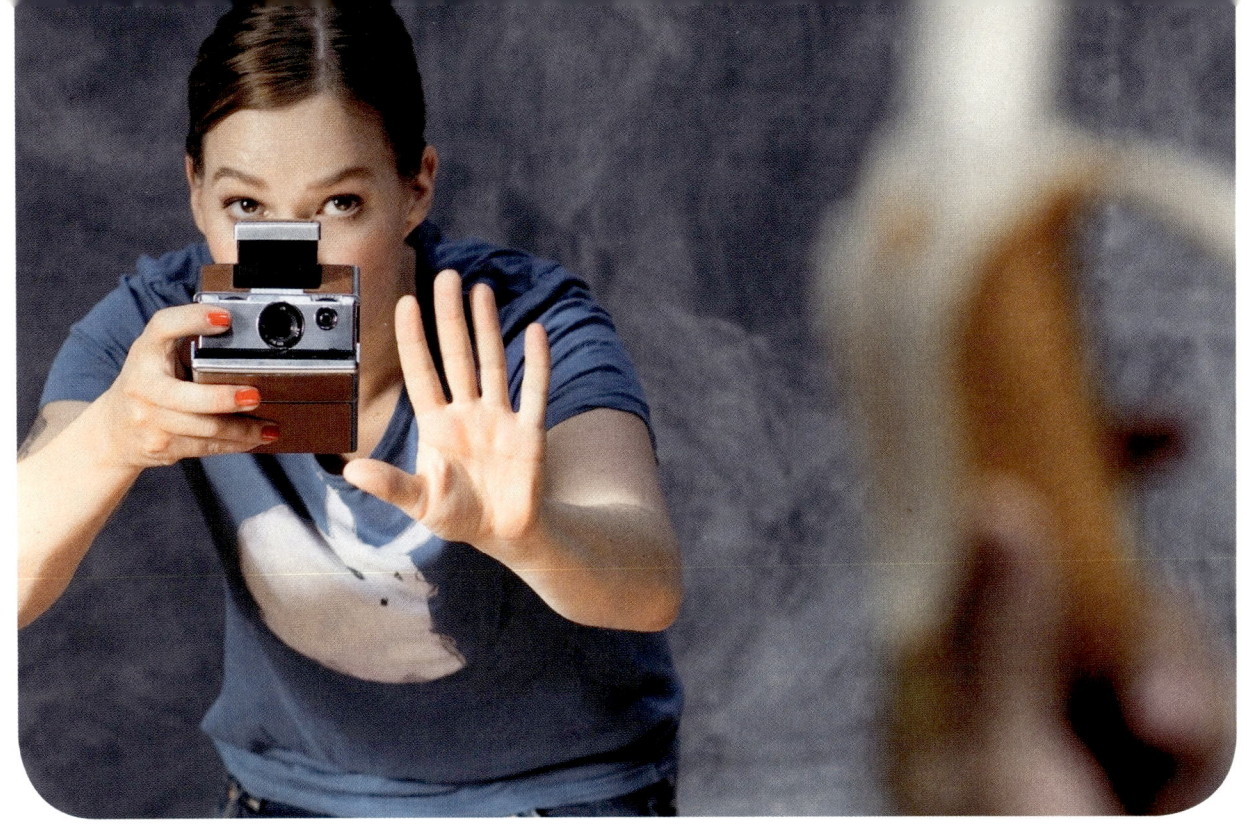

Die SOS-Ausnahme

Wenn es gar nicht ohne Schokolade geht, esse ich gleich zum Frühstück – richtig gehört, zum FRÜHSTÜCK! – einen riesigen Schokoriegel. Den kann ich dann über den Tag »verwerten«, und falls ich später wieder Lust auf Süßes habe, denke ich mir: »Ich habe ja heute Morgen schon Schokolade gegessen!« Allerdings wird der Körper durch Zucker regelrecht angefixt, d.h. das Zuckerhigh hält nur kurz an, und meistens bekommt man dann Heißhunger auf mehr. Deshalb: wirklich nur in Notfällen!

Der Salat-Trick

In Los Angeles, der Stadt der superdünnen Schauspielerinnen und Models, habe ich folgenden Trick beobachtet: Wenn diese Frauen mittags nur Salat bestellen, loben sie das klägliche Grünzeug in den höchsten Tönen: »Oh, this salad looks delicious! Hhmm ... this is SOO good!« Wenn der Minisalat dann aufgegessen ist, wird behauptet: »I'm so full now!«

Zunächst erschienen mir diese übertriebenen Begeisterungsstürme lächerlich. Doch als ich merkte, wie viel schwerer ich mich tat, wenn ich meckernd und selbstmitleidig den Salat herunterwürgte, begann ich versuchsweise auch, mir meine kleine Mahlzeit schönzureden – und es hilft tatsächlich!

Man muss ja nicht übertreiben, aber man kann durchaus lobend feststellen, wie gut oder gesund der Salat aussieht. Und schon fühlt man sich nicht mehr so »bestraft«, wenn die anderen alle ein riesengroßes Wiener Schnitzel verdrücken.

Whatever works, baby!

»FATTENING«

FRANKA: Vor Jahren lernte ich einen Amerikaner aus Texas kennen. Er war klug, wollte Politiker werden, er war scharfsinnig, lustig und … dick. Irgendwann unterhielten wir uns über Ernährung, und er sagte: »Sugar is totally fattening. That's why sugar contains fat, Franka!«

Ein absurdes Fazit. Wie so viele war also auch er dem Irrglauben erlegen, WEIL Zucker fett macht, ENTHALTE er automatisch auch Fett! Ich war total baff.

Ich versuchte, ihm so gut ich konnte zu erklären, dass Zucker als Kalorienlieferant im Körper durch den Stoffwechsel in Fettdepots umgewandelt wird. Er ließ keines meiner Argumente gelten. Heute, 15 Jahre später, ist er übrigens Koch, in einem 5-Sterne-Restaurant.

Vor drei Jahren traf ich in Australien einen Regisseur, der mich beim Mittagessen fragte, ob Reis Kohlenhydraten oder Proteinen zuzuordnen sei. Ich dachte immer, solche Basics weiß jeder! Doch mit der Zeit wurde mir immer klarer, dass richtig viele Leute keine Ahnung davon haben, was sie sich so jeden Tag in ihre Luke schieben, geschweige denn, ob die Lebensmittel gut oder schlecht für ihre Gesundheit sind, ob sie Vitamine enthalten oder nicht.

Es geht ja nicht darum, all das Kleingedruckte auf Essensverpackungen dechiffrieren zu können, aber vielleicht sollte man einfach öfter mal frische Lebensmittel auf dem Markt einkaufen. Dann braucht man sich wenigstens keine Gedanken über beigefügte Geschmacksverstärker, Bindemittel, Zucker etc. zu machen.

FETT

KARSTEN: Mal aus einem anderen Blickwinkel.

Zum Beispiel so: Fette sind Ester aus langkettigen Carbonsäuren, den so genannten Fettsäuren, und dem dreiwertigen Alkohol Propantriol (Glycerin). Man nennt sie auch Glyceride.

Oder so: Hier sind die weltbesten Super-Fettquellen: Nüsse, Kerne, Avocado, extra natives Olivenöl, Rapsöl, Sojabohnenöl, Erdnussöl und Leinsamenöl. Davon 1-2 mal täglich naschen!

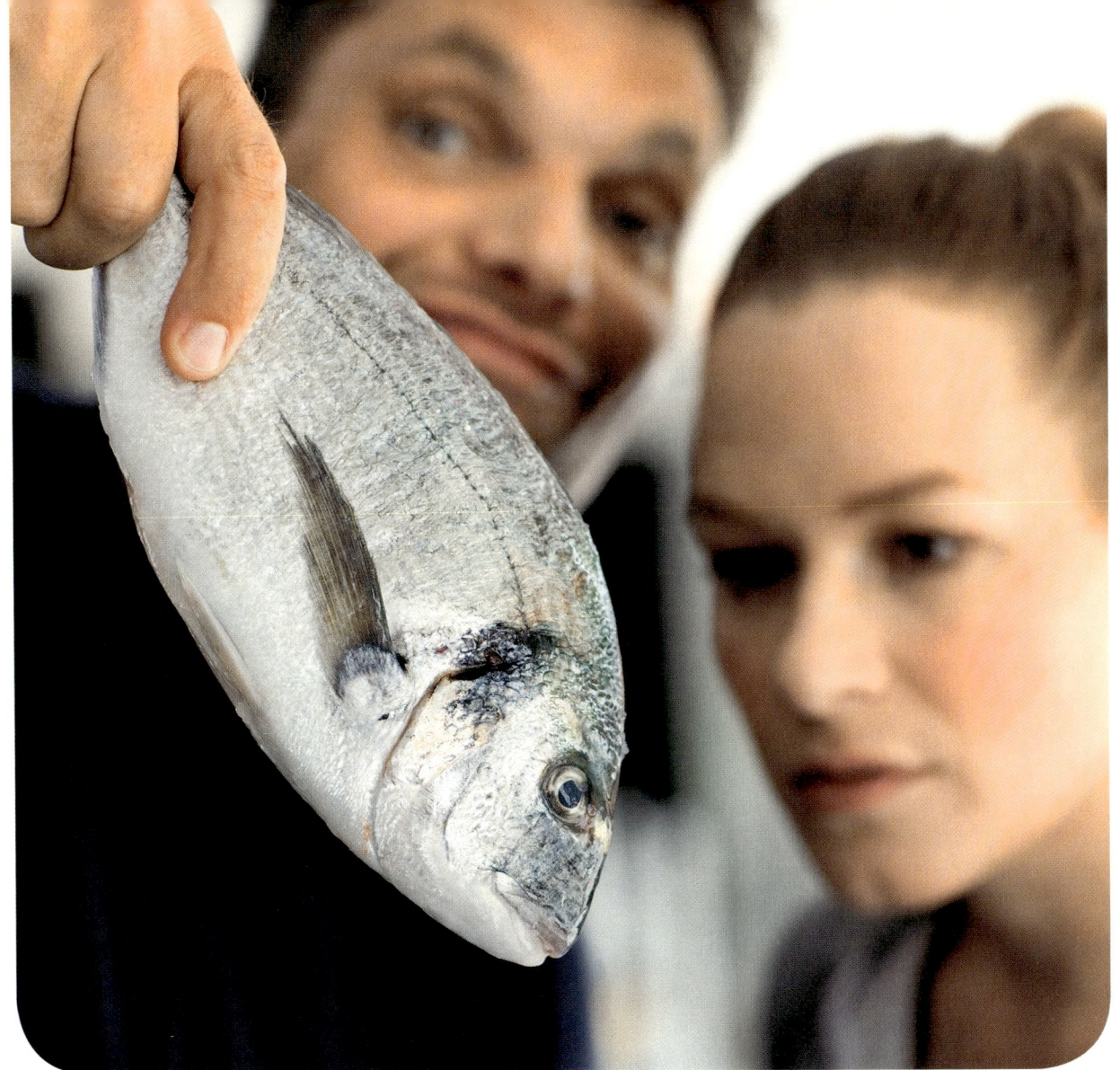

So bitte nicht ... Fette, die keiner braucht, verstecken sich gerne in Wurst, Käse, billiger Margarine, Kokosfett, Frittiertem, leider auch in Blätterteig und in so manchen Fertigprodukten.

... und so schon gar nicht! Es gibt beim Training keine lokale Fettverbrennung – soll heißen, man kann nicht durch eine gezielte Po-Übung an exakt dieser Stelle Fett verbrennen. Klingt traurig, ist aber so.

So kann man die Fettzellen bekämpfen: Wenn es geht, sollte man Fettes und Süßes nicht kombinieren. Leider landet nämlich die leckere Frühstückskombination aus der Nussnugatcrème und dem Croissant direkt in den »Schlechte-Zeiten-Vorratsdepots« im Mittelteil des Körpers.

...und so isst man gute Fette: Kaltwasserfische: Lachs, Makrele, Forelle. Auch Butter ist auf Grund einer besonderen Molekularstruktur gut verträglich.

TRENNKOST

FRANKA: Es gibt unzählige Diäten, Ernährungsformen, neue Erkenntnisse und Crashdiäten. Viel zu viele, meiner Meinung nach. Ich habe einige davon ausprobiert. Aber wer hat schon eine Woche lang Lust auf stinkige Kohlsuppe? Erzählen kann ich nur davon, was für MICH funktioniert hat.

Vor Jahren musste ich, noch während eines anderen Projekts, für einen Anschlussfilm abnehmen. Der Job war hart, sechs Tage pro Woche und oft 12 bis 14 Stunden Arbeit am Tag. Zusätzlich noch zu hungern kam also eigentlich nicht in Frage.

Mein Regisseur erzählte mir von einem Buch, das ihm dabei geholfen hatte, ohne Hungern 20 Kilo abzunehmen. Ich war skeptisch, besorgte mir aber das Buch. Es ging um Trennkost.

Es gibt verschiedene Trennkostvarianten. Die, die ich ausprobiert habe, wurde von Michel Montignac entwickelt. Sie basiert darauf, Proteine (bzw. Fett/Eiweiß) und Kohlenhydrate streng zu trennen. Dabei sind – good news! – Mengen oder Kalorien völlig egal.

Ein relativ einfaches Konzept, mit dem ich, um es kurz zu machen, in acht Wochen acht Kilo abnahm, tatsächlich ohne zu hungern. Kalorien zählen war gestern!

Beim Catering bat ich fast jeden Mittag darum, mir einen ganzen Fetakäse in Scheiben zu schneiden – mit jeder Menge Rohkost garniert. Dazu gab es noch ein Stück Hühnerfilet.

Das Team beäugte meine seltsame Diät interessiert. Wie konnte es sein, dass ich Käse, Fleisch und Rührei in großen Mengen essen durfte und tatsächlich sichtbar für alle abnahm? Ein Mal pro Woche nähte die Kostümassistentin meinen Rock enger, während ich zwei große Fischfilets mit Salat und Olivenöl aß ...

Das Prinzip:

Bei den Mahlzeiten – und das ist die einzige Einschränkung – müssen Kohlenhydrate von Fett und Eiweiß streng getrennt werden. Das heißt zum Beispiel: Pasta (Kohlenhydrate) mit Sahnesoße (Fett) ist in dieser Kombi tabu! Auch Käse (Fett) auf Brot (Kohlenhydrate) ist leider VER-BO-TEN!

Ein typischer Trennkosttag könnte so aussehen:

Kohlenhydrate-Frühstück

Eine Scheibe Vollkornbrot mit Magerquark (0,1 % Fett), Tomatenscheiben und Kräutern. ODER

Protein-Frühstück

Rührei mit Käse, gebraten in Olivenöl, mit einem Stück Putenfilet und Salat oder Roh-

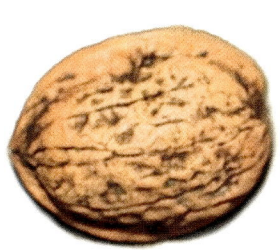
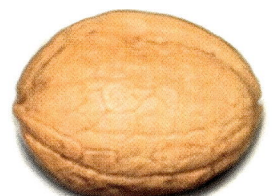

kost. Sorry, KEIN Brot dazu! Das wären Kohlenhydrate! (Für weniger Strenge ist Vollkornbrot erlaubt.)

Für ganz Strenge: Montignac empfiehlt, nach jeder Kohlenhydrate-Mahlzeit zwei Stunden zu warten, bis man wieder Proteine zu sich nimmt, und nach jeder Proteinmahlzeit sollte man drei Stunden verstreichen lassen, bevor man wieder Kohlenhydrate isst.

Kohlenhydrate-Lunch:

Vollkornpasta mit Tomaten-Basilikum-Sauce – OHNE ÖL!! Das gilt für ganz Strenge. Ansonsten wenig Olivenöl verwenden.
ODER

Protein-Lunch:

Fisch, gebraten in Olivenöl, mit Salat
ODER
Rohkost, Nüsse sind erlaubt, Croutons verboten!

Dazu ein Glas magerer Trink-joghurt, bei Bedarf mit Fruchtzucker (!) gesüßt.

Zwischendurch darf man Obst (mit wenigen Ausnahmen, wie zum Beispiel Banane oder Melone) essen, Rohkost knabbern oder Apfelschorle trinken.

Kohlenhydrate-Mahlzeit:

Vollkornreis mit Gemüse (Ratatouille) – nur mit Brühe OHNE Fett zubereitet, dazu eine Scheibe Vollkornbrot mit Magerquark statt Butter.
ODER

Protein-Mahlzeit:

Gegrillter Lachs mit Rohkost, Sahnedressing

Ein toller Nebeneffekt bei der Trennkost: Man fühlt sich fit und wach, weil nicht die ganze Energie für aufwendige Verdauungsprozesse draufgeht. Man ist angenehm satt, jedoch nie „voll". Ich habe immer sehr gut geschlafen, und auch meine Haut wurde frischer, ich fühlte mich wirklich gesünder und leistungsfähiger.

Wer dieses Prinzip mal eine Woche ausprobiert, wird sehen, dass es sich ganz easy in den Alltag einbauen lässt und total gut funktioniert!

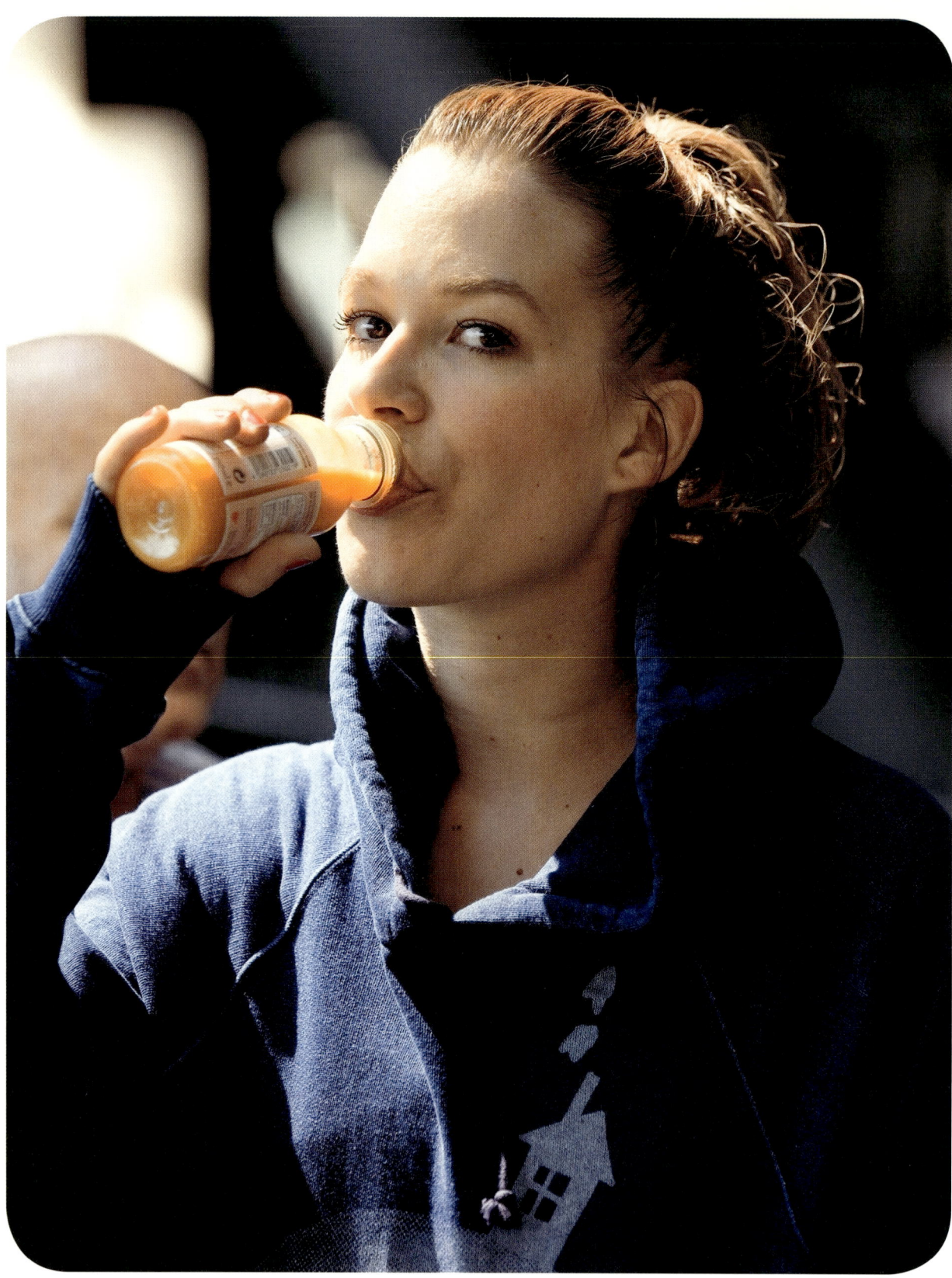

WENIGER IST MEHR

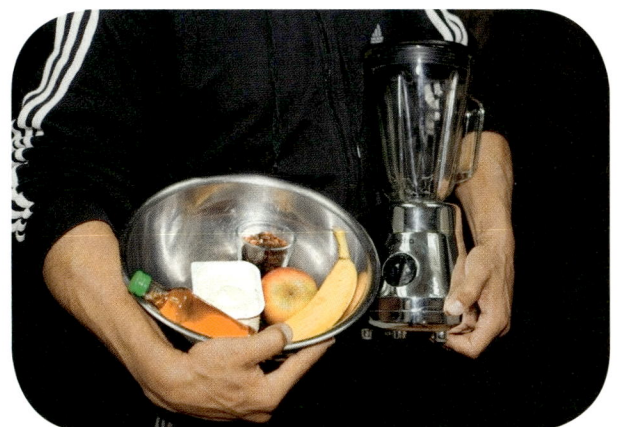

KARSTEN: Weniger ist mehr – diese drei Worte reichen aus um zu sagen, was ich in all den Jahren über Ernährung gelernt habe. Dabei geht es mir nicht um die Menge oder die Anzahl der Mahlzeiten, sondern um den Beschaffungsaufwand und die Zubereitungszeit.

Wenn man viel Zeit hat, ist es ganz bestimmt wunderbar, jeden Tag ein perfekt ausgeklügeltes Menü aus leckeren und frischen Zutaten zu kochen, denn erstklassige Kochbücher gibt es mehr als genug, und mit ein bisschen Geschick schmeckt das gesunde Mahl auch noch hervorragend.

Solche tollen Menüs kann man gut an freien Tagen oder mit Freunden bei gemeinsamen Kochpartys zubereiten. Der Alltag sieht anders aus, und meist gewinnt die Faulheit oder vermeintliche Zeitnot die Oberhand, und wir enden in der Fastfood-Abteilung. Das muss aber nicht sein!

Wenn alle wüssten, wie einfach es ist, schnell etwas Gesundes zuzubereiten, würden es garantiert sehr viel mehr Leute tun. Wenn das unkomplizierte Zubereiten der Speisen auch noch Spaß macht und zur Gewohnheit wird, ist der nächste coole Nebeneffekt, dass mal eine Pizza mit einem Glas Rotwein am Abend keinen dicken Po macht und eine lange Partynacht ohne schlechtes Gewissen in Erinnerung bleibt.

REZEPTE

KARSTEN: Hier kommen ein paar Mahlzeiten von mir, die schnell fertig sind und vor allem gut schmecken. Mit meinen alltagstauglichen Tipps konnte ich vielen meiner Klienten helfen, wieder in Form zu kommen. Alle Gerichte habe ich live in Jims Fotostudio zubereitet.

MORGENS:

Als Erstes: Nach dem Zähneputzen gleich lauwarmes Leitungswasser trinken.

Frischekick: Morgens steht ein wichtiger Termin an, und es ist mal wieder spät geworden? Da hilft kurz vorher ein roter Apfel. Der macht frisch und bringt gesunde Farbe ins Gesicht.

Apfel-Bananen-Drink: Mixer raus, einen Apfel mit Schale reinschnippeln, eine Banane dazu, einen Teelöffel Leinöl, 100g Magerquark und etwas Kakaopulver. Jetzt mit Milch auffüllen (je nach Belieben: etwas dünner zum Trinken, etwas dicker zum Löffeln) und noch ein paar Walnusskerne dazugeben. Mixer an und fertig.

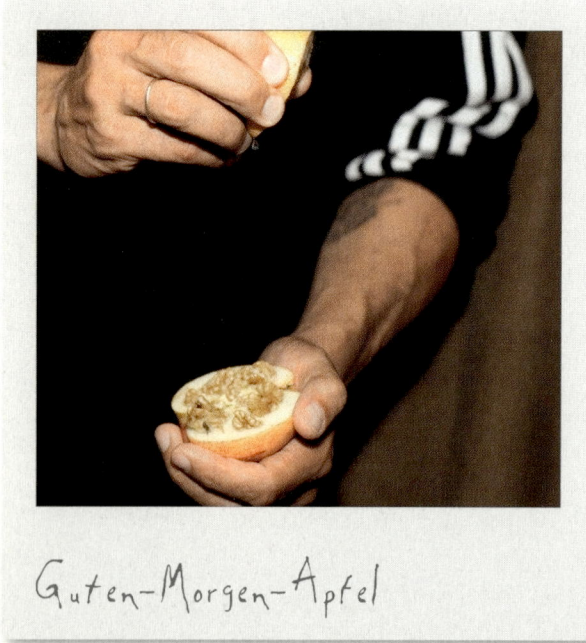

Guten-Morgen-Apfel

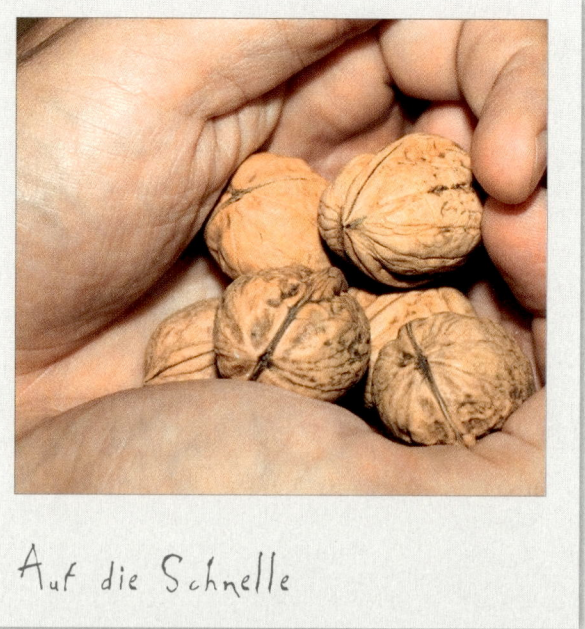

Auf die Schnelle

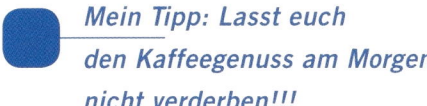

Mein Tipp: Lasst euch den Kaffeegenuss am Morgen nicht verderben!!!

Besser als Müsli: Darf es etwas Besonderes sein? 50 g Haferflocken in der Pfanne 5-6 Minuten trocken rösten, dann 1 TL Nussöl, 3 EL Joghurt und 30 Gramm Rosinen untermischen. Eine geschälte Birne dazuraspeln und das Ganze fünf Minuten bei mittlerer Hitze köcheln lassen. Zum Schluss eine Prise Zimt und einen Schuss Orangensaft dazu. Dauert etwas länger, schmeckt aber unglaublich!

Zum Anbeißen süß UND gesund: Als Erstes den Tiefkühler auf und eine Tasse voll gefrorene Waldbeeren herausholen, die Beeren klein stampfen. Dann zwei Scheiben Vollkornbrot toasten und den Rand abschneiden. Beide Scheiben dünn mit guter Erdnussbutter bestreichen. Das Brot sollte noch warm sein. Die zerstampften Waldbeeren auf eine Seite streichen und die Scheiben zusammenklappen. Lecker!

Was Herzhaftes: Ein Vollkornpitabrot in der Mitte durchschneiden und als Tasche einschneiden. Beide Taschen mit Kräuterquark ausstreichen. Jetzt in jede Tasche zwei Scheiben Schinken ohne Fettrand legen. Tomaten und Gurkenscheiben können reichlich dazugegeben werden. Eine Hälfte zum Frühstück, die andere Hälfte als Snack. Zwei Fliegen mit einer Klappe!

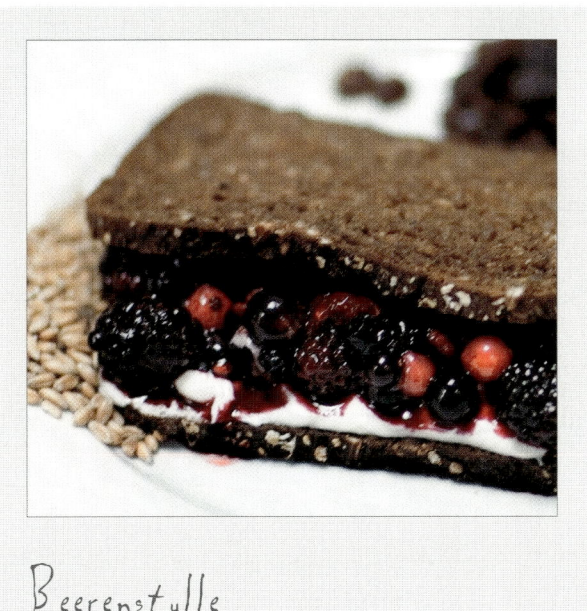

Beerenstulle

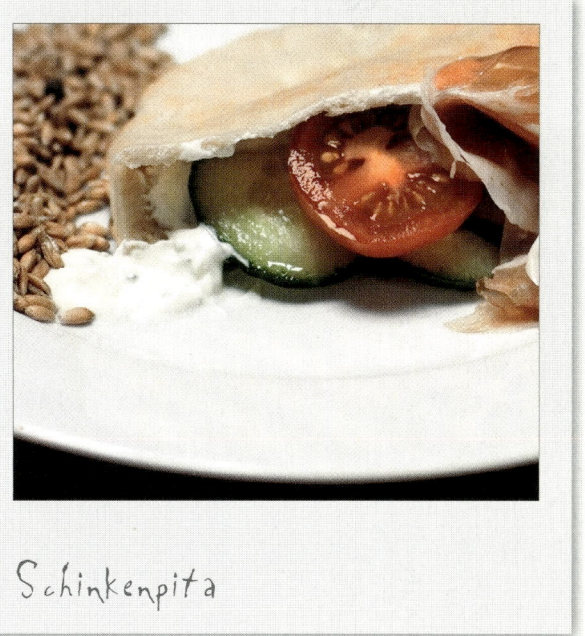

Schinkenpita

VORMITTAGS:

KARSTEN: Der Snack im Büro oder am Set. Am besten circa drei Stunden nach dem Frühstück.

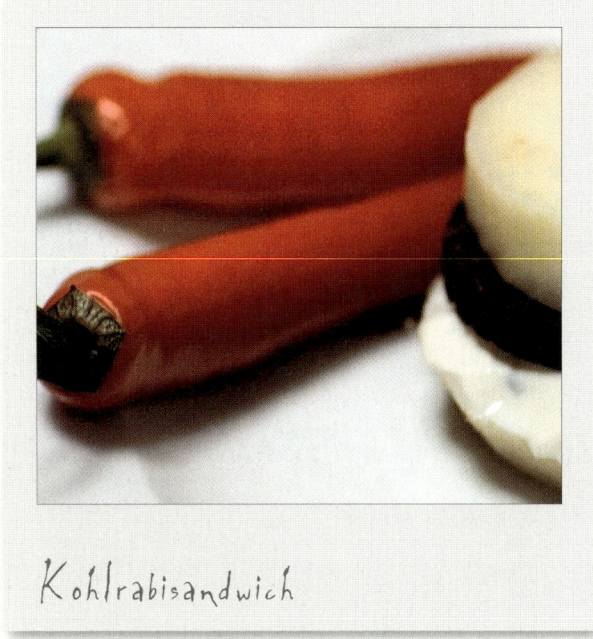

Kohlrabisandwich

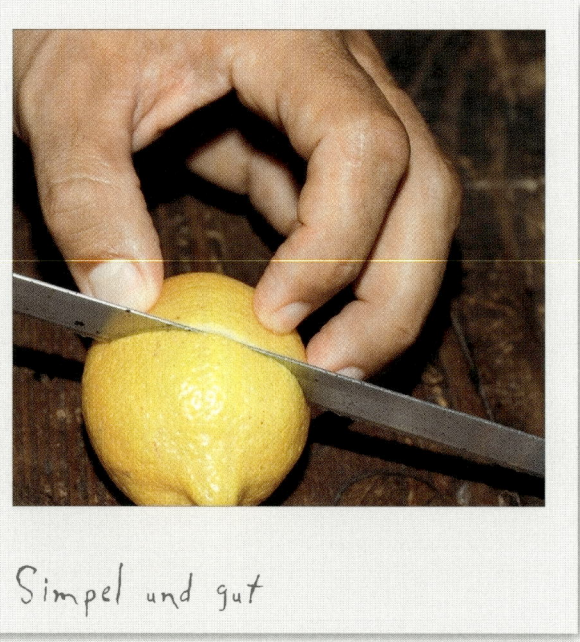

Simpel und gut

Gemüsig: Zwei fingerdicke Scheiben Kohlrabi schneiden. Eine davon mit Magerquark bestreichen und eine runde Scheibe Pumpernickel drauflegen. Jetzt kommen noch ein paar Blätter Basilikum dazu, und die beiden Kohlrabischeiben werden wie ein Sandwich zusammengeklappt. Sehr frisch!

Ayran: In einen Becher Ayran den Saft einer halben Zitrone drücken. In der einen Hand den Becher und in der anderen Hand eine Banane, beides zusammen essen, schmeckt verdammt gut!

Täglich ein Glas Cranberry-Saft stärkt das Immunsystem.

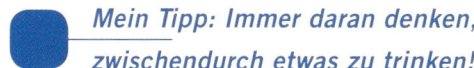

Mein Tipp: Immer daran denken,
zwischendurch etwas zu trinken!

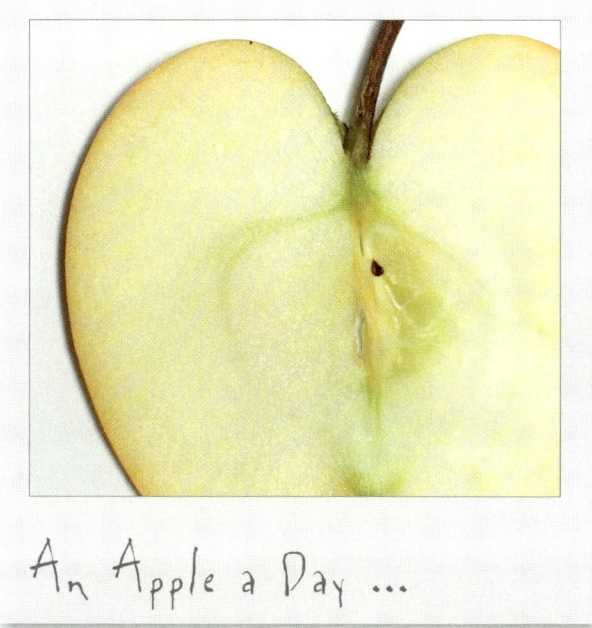

An Apple a Day ...

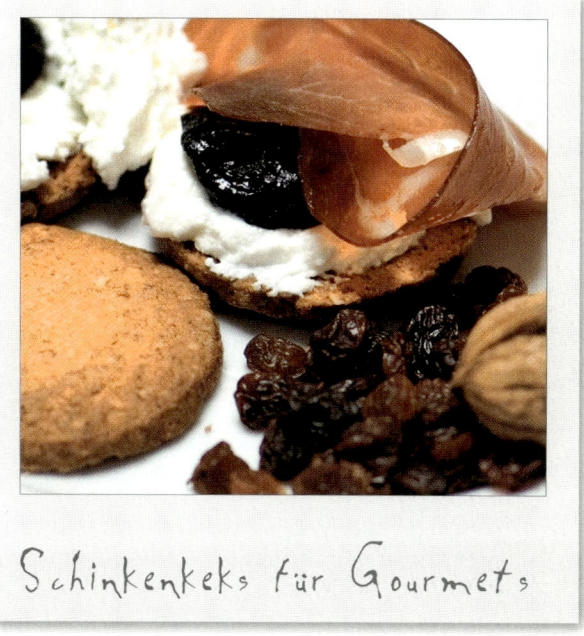

Schinkenkeks für Gourmets

Der Kraftapfel: einen großen Apfel halbieren. 4-5 Walnusskerne grob zerkleinern und die Stücke in die Apfelhälften drücken. Jetzt noch eine halbe Zitrone über beide Teile des Apfels zerdrücken, und fertig ist der Snack.

... und noch etwas Extravagantes: Zwei oder drei Vollkornkekse dick mit Magerquark bestreichen und auf jeden Keks zwei halbe Trockenpflaumen legen, dann kommt noch eine Scheibe roher Schinken ohne Fettrand darüber. Et voilà, der Gourmetsnack!

Du musst 15 Minuten schwimmen, um das leckere (kleine!) Bier nicht auf die Hüften zu kriegen,
und 1½ Stunden laufen, um nicht mit der leckeren Curry+Pommes+Ketchup-Kombi zu kämpfen.

MITTAGS:

KARSTEN: Eine Frage, die ich immer wieder beantworten muss: „Ich habe mittags keine Zeit etwas vorzubereiten oder bin unterwegs. Was mache ich da?"

Wenn man gerade abnehmen will, wird jeder Lunchpartner am Mittagstisch Verständnis für den Salatteller haben. In jeder Kantine gibt es Obst oder

Schnell selbst gemacht und mitgenommen: Eine Back-kartoffel mit zwei Spiegeleiern schmeckt kalt, hat eine hohe biologische Wertigkeit und ist schnell zubereitet.

Transportfähig: Während man eine Hühnerbrust schön kross in Olivenöl brät, kann man zwei Kartoffeln in dünne Scheiben schneiden. Ist die Hühnerbrust fertig, kommen die Kartoffelscheiben sofort in die noch heiße Pfanne und werden ebenfalls gebraten. Leicht gewürzt und abgekühlt wird alles in eine Tupperschüssel getan.

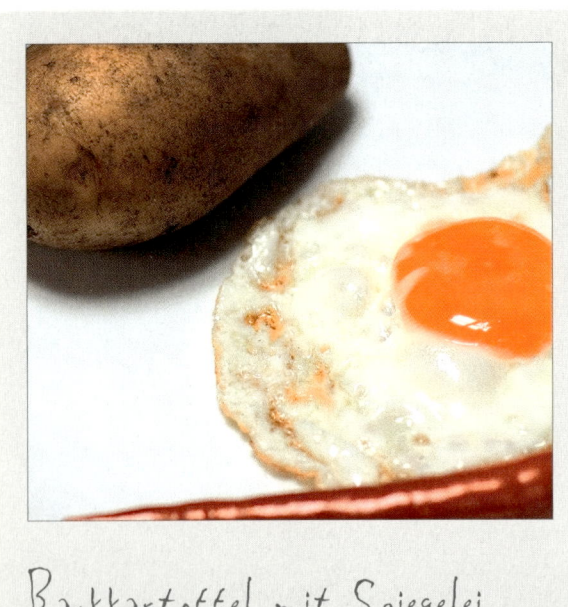

Backkartoffel mit Spiegelei

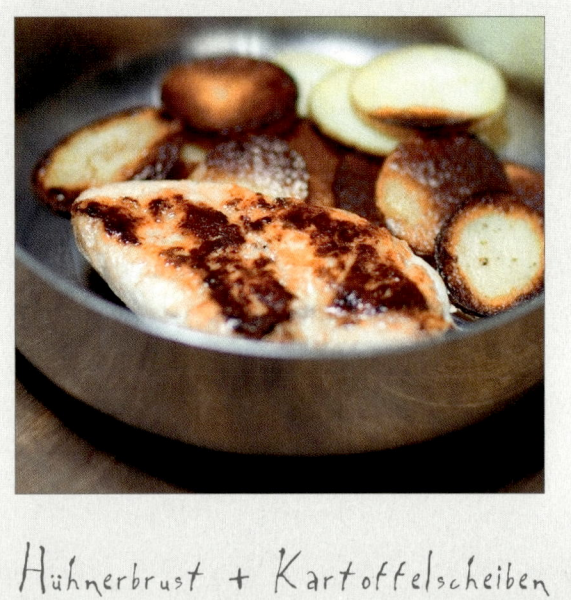

Hühnerbrust + Kartoffelscheiben

Der Begriff Normalgewicht wurde im letzten Jahrhundert eingeführt. Er stammt aus der Werbung einer amerikanischen Lebensversicherung! Was hältst du vom Wohlfühlgewicht?!

Gemüse, und wenn man die Bedienung bittet, einen Gemüseteller zusammen- zustellen, kann sie diesen Wunsch bestimmt erfüllen.

Praktisch ist, dass man damit auch die Mittagsmüdigkeit, die oft mit schwerem Essen einhergeht, vermeidet.

Die 3-Minuten-Bürosalat-Variante: Drei Strauchtomaten in grobe Stücke schneiden und eine kleine grüne Gurke schälen und in Scheiben schneiden. Gut mischen und einfach eine Dose Thunfisch (in Wasser eingelegt) dazu- geben.

Mittags-Mix: Eine Banane, eine Birne, einen Apfel zusammen im Mixer zerkleinern. Dann mit 0,3 l naturtrübem Apfelsaft auffüllen und zwei Esslöffel Pinienkerne dazugeben. Alles gut mixen und zum Schluss noch 2 Blätter Minze hineintun.

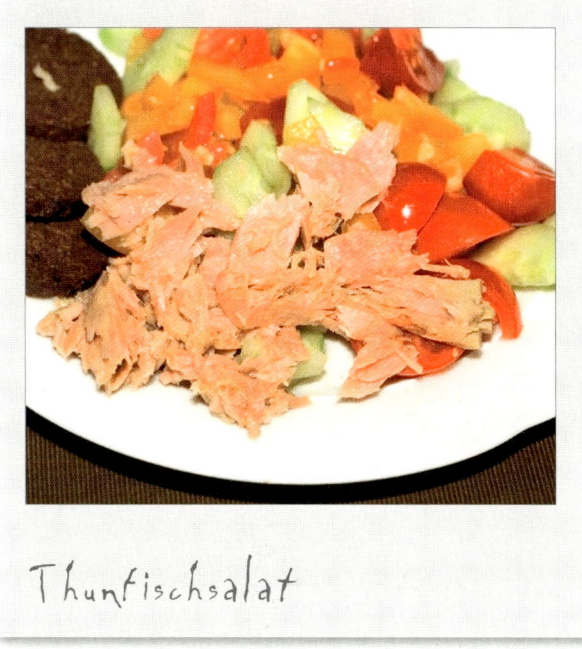

Thunfischsalat

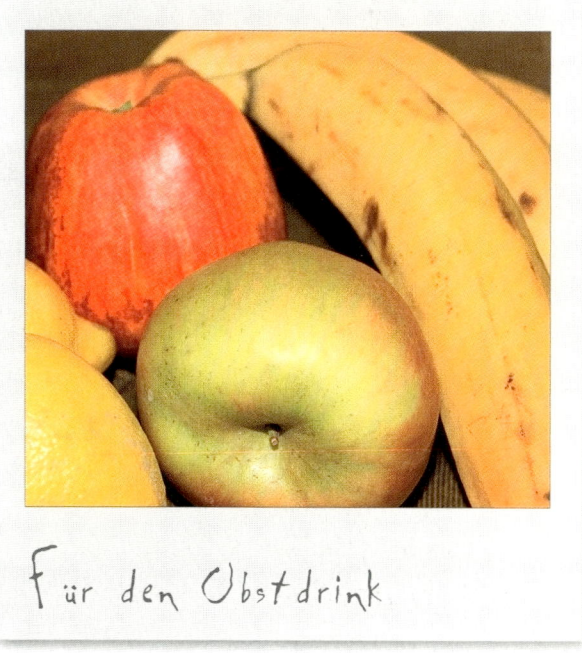

Für den Obstdrink

ABENDS:

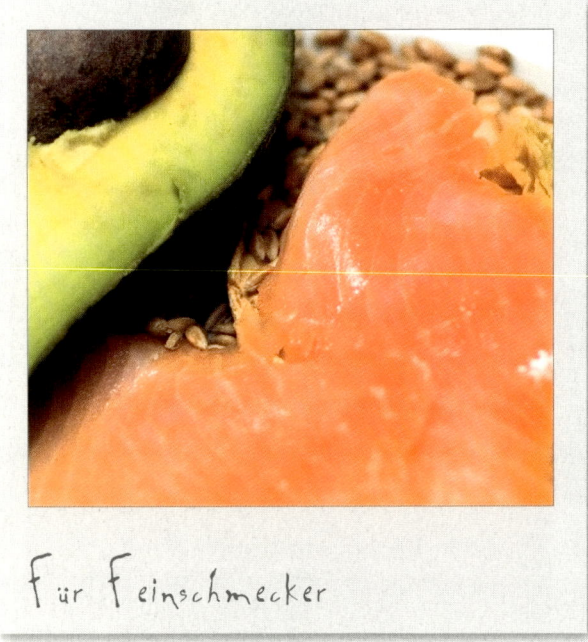

Für Feinschmecker

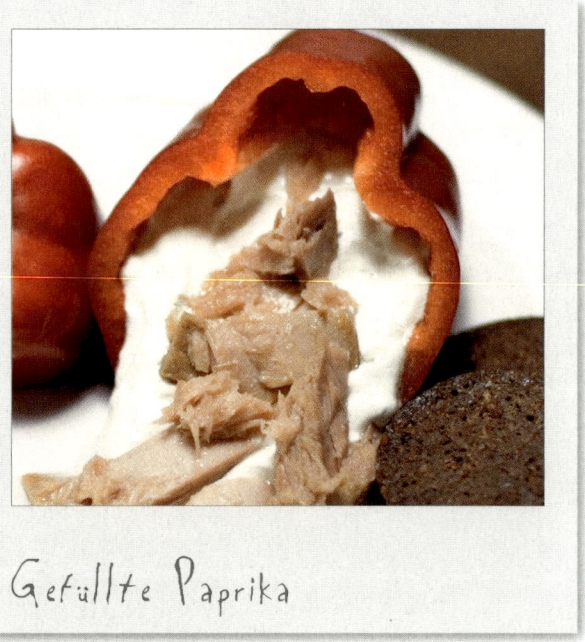

Gefüllte Paprika

Avocadocreme: Eine Avocado (sollte weich sein) teilen und eine Hälfte mit einem Löffel auskratzen. Die Avocadocreme leicht würzen und auf 2 Maiswaffeln streichen. Dann einfach mit 2 Scheiben geräuchertem Lachs belegen.

Nach der Arbeit: 1 rote Paprika aufschneiden und mit frischem Kräuterquark füllen, 50 g frische Krabben oder Thunfisch untermischen.

Fette Lüge: »Süßstoff hält schlank« – Spüren wir Süßes auf der Zunge, schüttet der Körper Insulin aus. Findet das Insulin keinen Zucker, putzt es den Restzucker weg, die Folge ist Heißhunger.

Ein Glas Limonade
0,2 l = 8 Würfelzucker !

Besser einmal ein Stück
Schokolade essen, als ständig
an Schokolade denken.

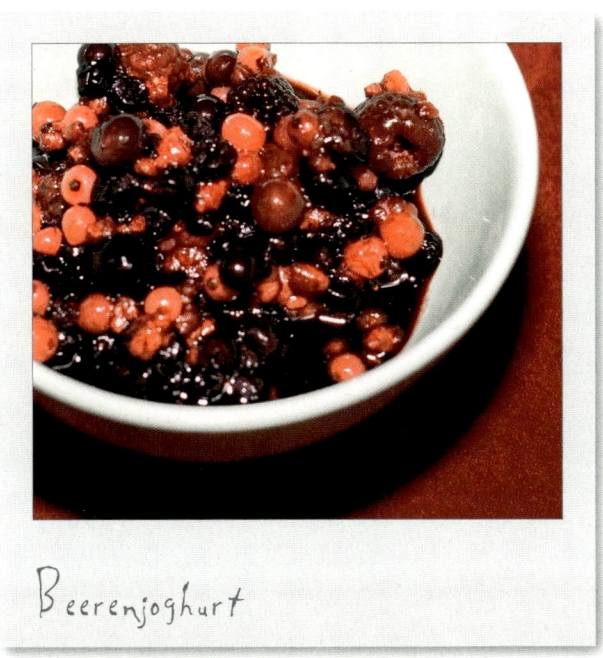

Beerenjoghurt

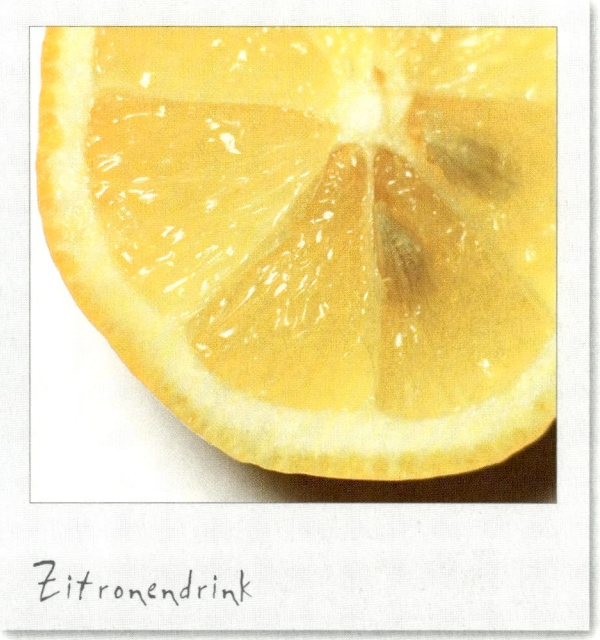

Zitronendrink

Fruchtig: eine Banane zerdrücken und mit 100 g Joghurt mischen. Jetzt noch eine Handvoll Beerenobst und ein wenig Ahornsirup, und fertig ist der Fruchtquark.

Betthupferl: Wenn abends, kurz vorm Schlafengehen, der kleine Hunger kommt, schnell nochmal zum Kühlschrank und einen Schlaf-Trunk gemixt: 0,3 l fettarme Milch, 1 Esslöffel Honig, 1 Esslöffel frisch gepresster Zitronensaft.

Unser Buch soll jedem helfen, eine ganz eigene Routine, Struktur, Disziplin zu entwickeln – mit ein bisschen Starthilfe. Denn letztendlich muss jeder selbst herausfinden, wie er Workout in sein Leben sinnvoll integrieren kann.

Idealerweise wird unser Buch ein Begleiter: durch den Alltag, auf Reisen, in Phasen, wo es schwierig ist, diszipliniert zu sein. Es soll dabei helfen, auf dem Weg fitter, gesünder und ausgeglichener zu werden – ohne alle Laster über Bord werfen zu müssen.

Je häufiger ihr dieses Buch benutzt, umso geläufiger werden euch die Übungen werden. Dann wird das Buch einfach ein Back-up, eine nützliche Erinnerungsstütze.

Workout und ein einigermaßen gesunder Lebensstil sollen nicht nur eine »Phase« sein, von der man wieder in alte Gewohnheiten oder Extreme fällt, sondern liebe Gewohnheit wie das Telefonat mit der besten Freundin.

Also, keep KICKIN ASS!!
FRANKA

»Es ist nicht so wichtig, wo wir uns befinden, sondern in welche Richtung wir uns bewegen.«
Goethe

Ich hoffe, dass wir euch »bewegt« haben.
Bewegung ist Leben.
Nicht liegen, wenn du sitzen kannst. Nicht sitzen, wenn du stehen kannst. Nicht stehen, wenn du laufen kannst.
KARSTEN

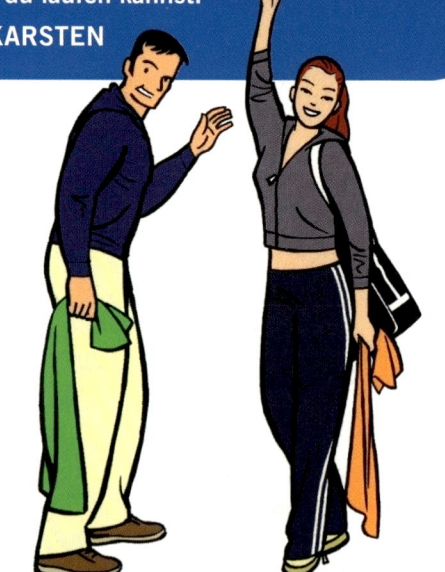

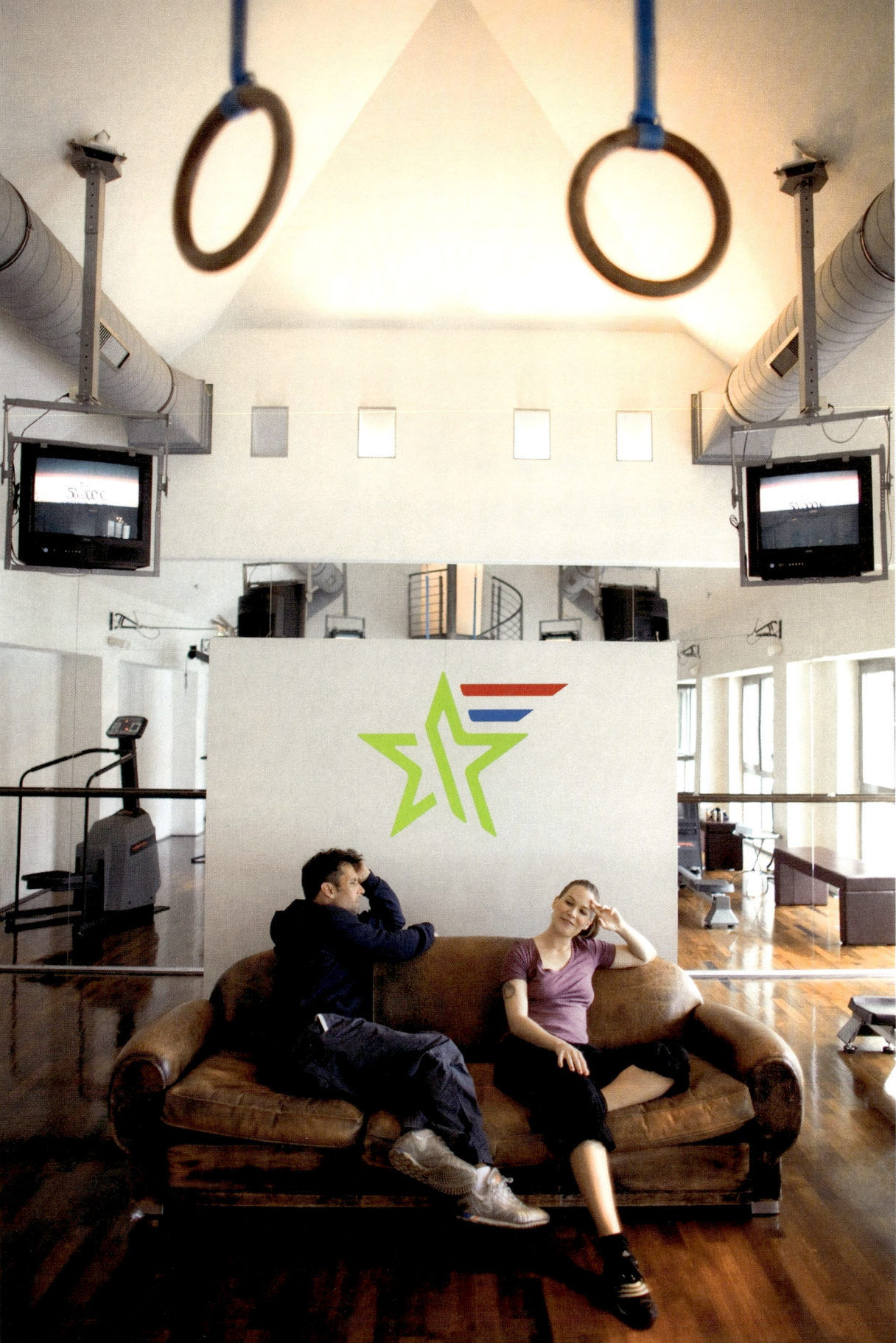

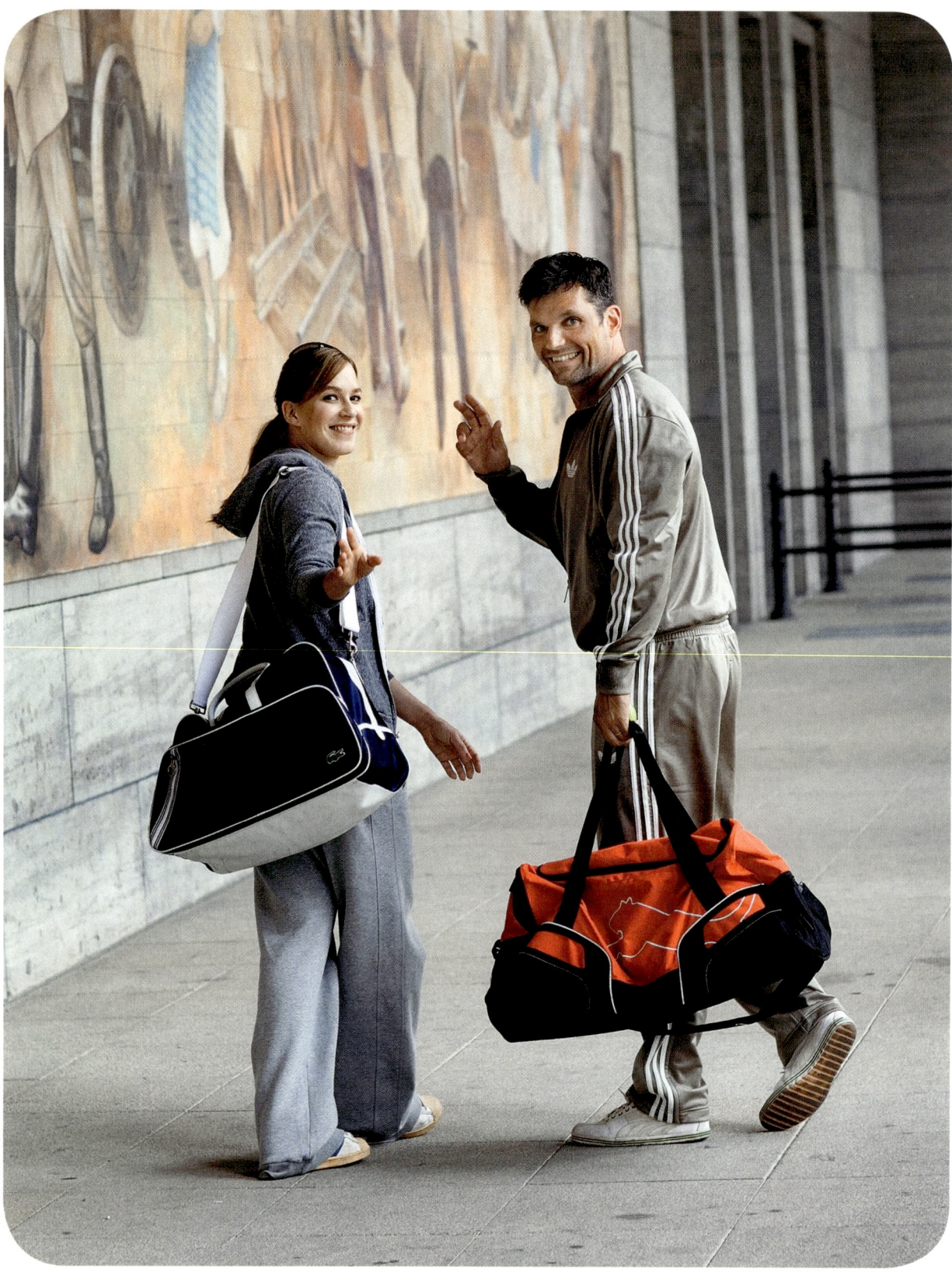

REGISTER

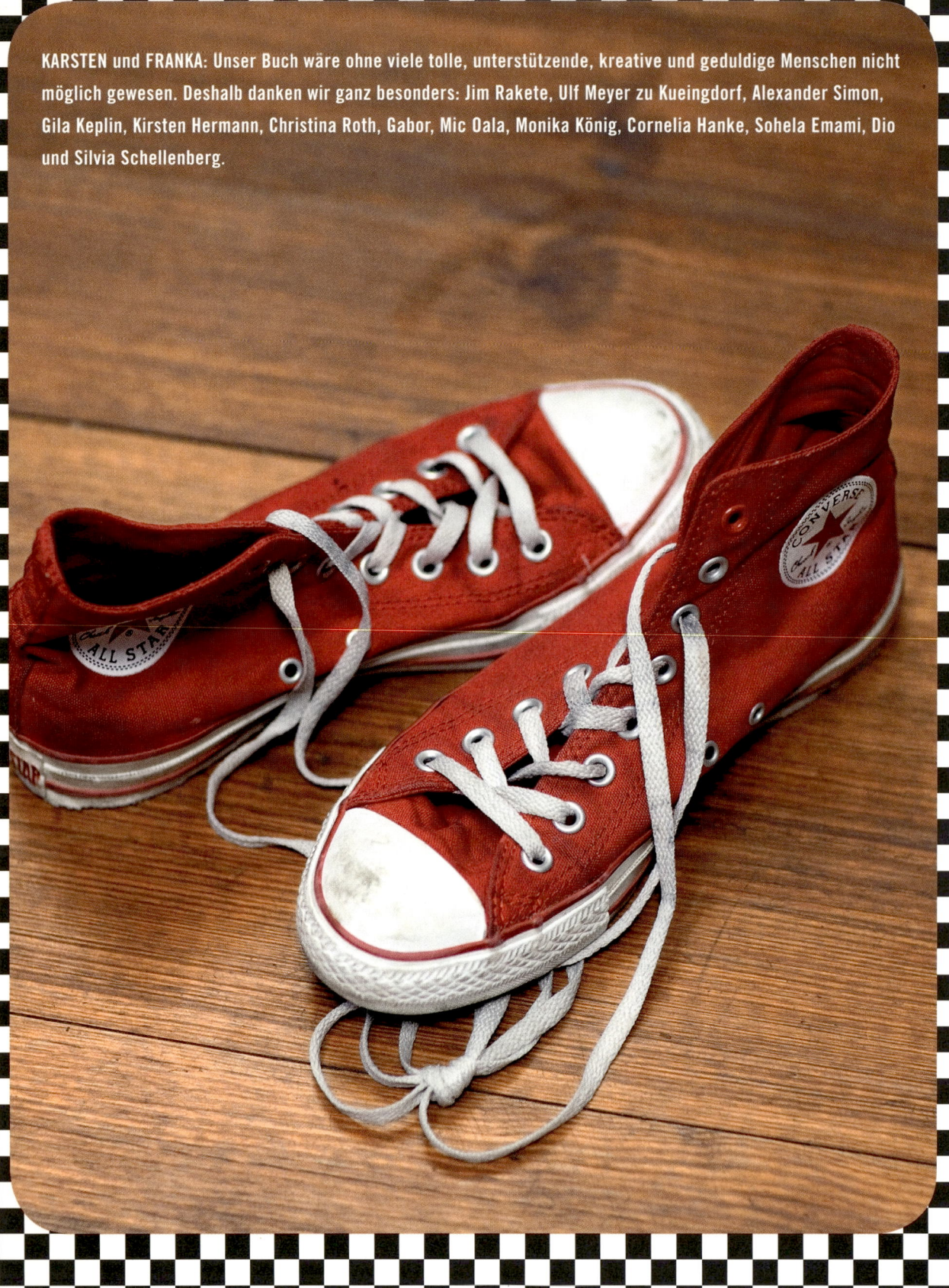

KARSTEN und FRANKA: Unser Buch wäre ohne viele tolle, unterstützende, kreative und geduldige Menschen nicht möglich gewesen. Deshalb danken wir ganz besonders: Jim Rakete, Ulf Meyer zu Kueingdorf, Alexander Simon, Gila Keplin, Kirsten Hermann, Christina Roth, Gabor, Mic Oala, Monika König, Cornelia Hanke, Sohela Emami, Dio und Silvia Schellenberg.

TRAININGSPLAN

TRAININGSPLAN

TRAININGSPLAN